JN066191

肥満・ダイエット外来の医師が教える

内臓脂肪を落とすスゴイ方法

肥満・ダイエット外来医
曽野聖浩

彩図社

はじめに

やせたいけど…

「やせたいけど、**ハードな運動をする自信はない**」
「やせたいけど、**糖質制限はしたくない**」
「体についてしまった脂肪を落として、身軽になりたい」
「**内臓脂肪**を落として、**健康になりたい**」……

日々診療をしていると、このように言う人がとても多いと感じます。
近年、肥満人口がどんどん増えています。そして同時に、危機感を持ち、やせたいと考えている人もとても多いようです。

そのような方に向けて、問題を解決する方法を紹介したのが本書です。

糖質制限も否定しませんが…

筆者は普段、肥満・ダイエット外来、および漢方外来の診療をしている医師で、**「糖を普通に摂取しながら内臓脂肪を落とす」**というコンセプトで診療しています。

ダイエット法として世間で流行しているのは、**糖質制限**です。利点もあるので筆者も糖質制限を否定していませんが、冒頭で書いたように、じつのところ「糖質制限はしたくない」という声を非常に多く聞きます。

だからこそ、糖質制限をせず、糖を普通に摂取しつつ内臓脂肪を落とす方法を多くの人に伝えたいと思い、本書を執筆しました。

筆者自身も糖質制限をしたくない人間で、実践したことはありません。それでもアラフィフになった現在も、高校時代の制服のズボンをはける体型と、若いときの筋肉量を維持できています。

糖質制限をしなくてもいいことは**自分自身の体で証明できている**ので、自信を持ってみなさんにおすすめすることができます。

糖質制限やハードな運動はしなくていい

糖質制限をせずに内臓脂肪を落とすためには、**適切な食事と運動が**必要になります。

こう書くと「やっぱり食事を我慢して、ハードな運動をしなければならないのか……」と感じる方もいると思います。

しかし、食事を我慢して質素なものにする必要はありません。好きなものをいくらでも食べていいということはさすがにありませんが、**食べていけないものもありません**。

また、ハードな運動も不要です。むしろ本書では、**ハードな運動はおすすめしていません。**「お腹が空くような食事をしなければならない」「ハードな運動をしなければならない」ということはないので、ご安心ください。

医学的根拠に基づいて内臓脂肪を落とすことができれば、**「健康になる」**ことにも直結します。

この本では肥満の解決法だけでなく、**「健康になる」ことに対しても重点を置いて説明しています。**

年をとってからこそ健康が重要！

内臓脂肪を落とし、かつ健康になるにはどのようにしたら良いか？

筆者が重視する「健康になる」とは、

「病気にならない」
「高齢になっても認知症にならない」
「高齢になっても元気に活動できる」
などという意味です。

今だけでなく、将来も視野に入れているということです。

今現在は肥満による健康被害が出ていなくても、5年後、10年後にはどうなっているかわかりません。

今後肥満による健康被害が出ないようにするためには、適切な方法で内臓脂肪を落とす必要があります。

健康になるためには、**「栄養→運動→休養」のサイクル**をしっかり循環させることがたいへん重要です。

この「栄養」の中のひとつが**「糖」**ですが、糖を体内で余らせてしまうと、内臓脂肪蓄積の原因になります。

とはいえ、糖は体にとって必要不可欠なものでもあります。糖を摂取した上で、適切な運動をして、休養もとる。つまり「栄養→運動→休養」のサイクルを上手く循環させながら内臓脂肪を落とすことが理想です。

このサイクルを正しく実践すれば、**リバウンドすることなく健康を保ったまま内臓脂肪を落とせる**のです。

食事制限のみで、運動をせずにやせることも不可能ではありません。ただその場合、健康を犠牲にしなければならない可能性があることを十分に理解しておく必要があります。

本書の構成は次のようになっています。

第1章…内臓脂肪に関する説明
第2章…どのような食事をするか・内臓脂肪をつけない食習慣
第3章…無駄のない効率的な運動法

はじめに

肥満が気になっている方はもちろん、太っていない方でも、健康になるための食事法と運動法が学べるような内容になっています。
読んだ後も手軽に確認できるように、適宜**「ポイントのまとめ」**も入れました。

けっして難しいことはありません。
内臓脂肪を落とすために、そして健康になるために、本書を参考に今から実践してみてください。

曽野　聖浩

もくじ

1章 なぜ人は太ってしまうのか？

2章 内臓脂肪がつかない食事

3章 内臓脂肪が落ちる運動

1章

なぜ人は太ってしまうのか？

人はなぜ太るのか？

人はなぜ太るのだと思いますか？

「必要以上に食べてしまうから」

正解です。

でも、なぜ必要以上に食べると太るのでしょう？

「食べすぎて余った燃料が脂肪になるから」

これも正解です。

体の中には、**余った燃料を脂肪に変えるもの**があります。それは何でしょう？

誰もが一度は聞いたことがあるものです。そして、それが人を太らせる原因になるホルモンでもあります。

答えを言うと、それは**インスリン**なのです。

2 インスリンがなければ体は動かないが…

「インスリンが人を太らせる原因だ」などというと、インスリンを悪者のように感じてしまうかもしれませんが、じつは**体になくてはならない、とても大切なもの**でもあります。

車を動かすために必要な燃料は何ですか？

ガソリンですね。電気自動車なら電気が、燃料電池自動車なら水素が燃料になります。それらの燃料があって初めて車が動きます。

人も同じです。**活動するためには、燃料が必要**です。

人にとっての燃料は、糖です。人の筋肉は、糖を燃料にして動きます。また、脳を活性化させるのも糖です。

つまり、**人の筋肉と脳のどちらも、糖を燃料にして動いている**のです。

もっとも糖は、体内に入っただけでは燃料として使えません。筋肉や脳に移動して初めて、燃料として使えるようになります。

体内に入った糖はどうやって移動すると思いますか？

糖は血管を使って移動しますが、その血管の中にある物質が、糖を全身に配ってくれるのです。その物質は何かというと……**インスリン**です。

つまり、**体が動くためには、インスリンはなくてはならないものなのです**。

もしインスリンがなかったら、糖は血管の中をさまようだけで、燃料になりません。ですから、「太る原因だから、インスリンを体から排除しよう」ということはできないのです。

大事な友人だと思って、長く付き合っていく必要があります。

まずは、このことを知ってください。

3 インスリンは「太らせホルモン」でもある

インスリンは大切なホルモンです。

ですが、前述したように、人を太らせるホルモンであるというのも事実です。

「太る」というのは、体に余計な脂肪がついている状態ですが、脂肪は余った糖からつくられます。インスリンは、その余った糖を内臓脂肪や皮下脂肪などにして、ためてしまうのです。

なので、これからインスリンのことを**「太らせホルモン」**とも呼ぶことにします。

「太らせホルモン」であるインスリンには、前述の「余った燃料を脂肪に変える」「糖を全身に配る」のほかにも以下のような重要な作用があります。

①筋肉や肝臓に糖をためる

②血糖値を下げる

これらのメカニズムが理解できていると、**「内臓脂肪を落として健康になる」**という究極の目標に近づくことができるので、少し細かくなりますが、読んでみてください。

まず①の「筋肉や肝臓に糖をためる」についてです。

インスリンは筋肉や肝臓に糖をためる際、糖をそのままの形ではなく、**グリコーゲン**という物質にしたうえでためます。

筋肉にためられたグリコーゲンは、筋肉を動かすために使われます。

一方、肝臓にためられたグリコーゲンは、体内の糖が不足しそうになった時に活躍します。

空腹の時間が長いと血液中の糖が少なくなりますが、そうなると、肝臓にためられていたグリコーゲンが血管に移動して不足分を補ってくれるため、簡単には低血糖にならないようになっているのです。そして、変身したグリコーゲンは、血管に移動すると再び変身前の姿（ブドウ糖）に戻ります。

このように、インスリンの役目は重要です。

ちなみに、脂肪としてためられる量は、グリコーゲンよりも圧倒的に多いです。

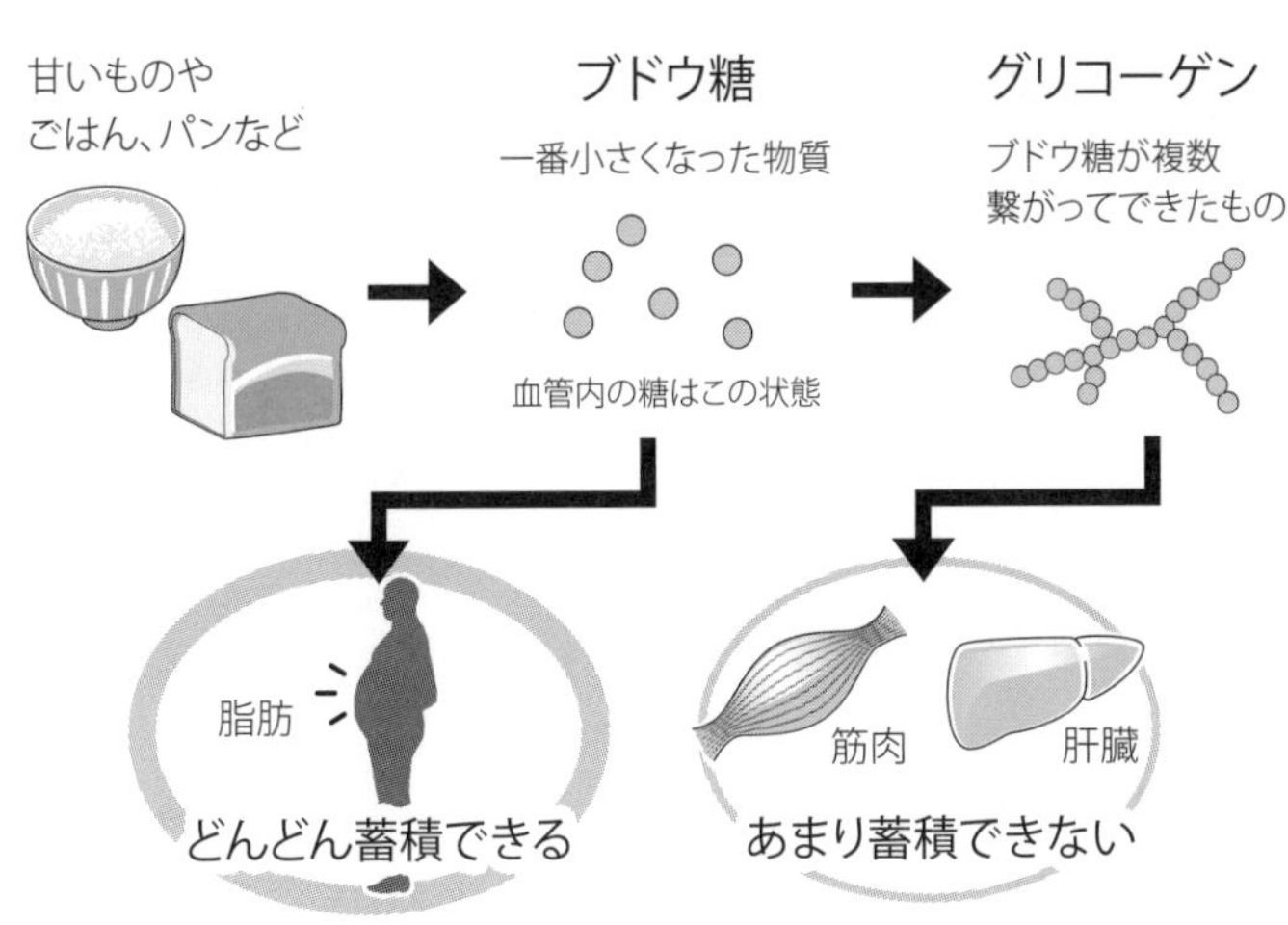

グリコーゲンをため込めるキャパシティはそれほど大きくなく、すぐにいっぱいになります。それでも余った糖は、脂肪としてためられます。これもキャパシティが大きくなければいいのですが、**脂肪としてならいくらでもため込めます**。「いくらでも」は少々言い過ぎですが、燃料が余れば余るほど、脂肪としてどんどんためられてしまうのです。

しかも、内臓にためられた脂肪は、グリコーゲンとは違い、**簡単には使われません**。一度ためられた内臓脂肪を落とすためには、適切な食事や運動などが必要になります。

では②の、「血糖値を下げる」メカニズムはどのようなものでしょう。

前述した通り、インスリンは、血管の中の糖を筋肉や脳などに配って、燃料として使えるようにします。

血管の中の糖が移動すれば、その分、血液中の糖は減ります。血液中の糖が減る＝**血糖値が下がる**ということなので、つまりインスリンが血糖値を下げていることになります。

インスリンの一番有名な作用は、この「血糖値を下げる」ことです。糖尿病の治療として、インスリン注射を受けている人もいることをご存知の方も多いと思いますが、やはり**インスリンは、体に必須のホルモン**なのです。

ただ、本書が目指す目標「**内臓脂肪を減らして健康になる」ためには、障害となってしまう**場合があります。

健康を保ちつつ、いかに内臓脂肪を減らすか。このことを考えるためには、**太らせホルモンであるインスリンとうまく付き合っていく方法**を考える必要があるのです。

※太る原因となるホルモンはインスリン以外にもありますが、生活習慣による肥満の原因として圧倒的

なのはインスリンで、これにより肥満になる人が大多数です。そのため本書では、話をインスリンに限定しています。

ポイントまとめ

★「太らせホルモン」の正体はインスリン

★インスリンの作用は４つ

・余った糖を脂肪としてためる
・糖を全身に配る
・糖をグリコーゲンに変身させて筋肉や肝臓にためる
・血糖値を下げる

★インスリンは体になくてはならない大事なもの。うまく付き合っていこう

内臓脂肪が蓄積する原因は何か

インスリンとうまく付き合っていくにあたり、やっておきたいのは、やはり**相手をよく知ること**です。ここではまず、インスリンが何を好むか、何を与えると元気になるのかを見てみたいと思います。

「内臓脂肪が蓄積する」と「太る」は、厳密に言うと同じではありません。しかし、非常に深いかかわりがあるので、ここでは同じものとして説明します。

Q：次の3つを、太りやすい順番に並べてみてください。

①甘いものはほとんど食べず、油ものばかり食べる
②油ものはほとんど食べず、甘いものばかり食べる
③油ものと甘いものの両方をたくさん食べる

①
油ものばかり
食べる

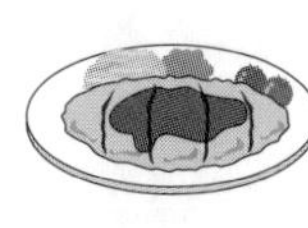

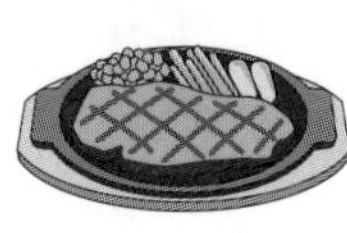

②
甘いものばかり
食べる

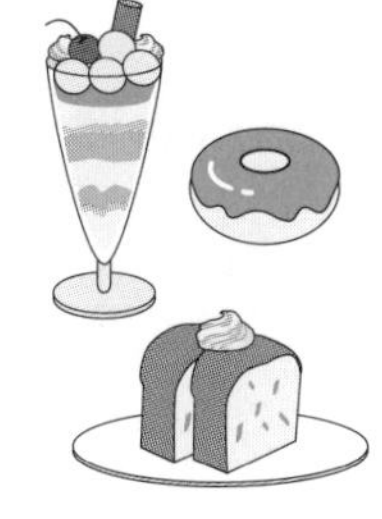

③
油ものと
甘いものの
両方をたくさん食べる

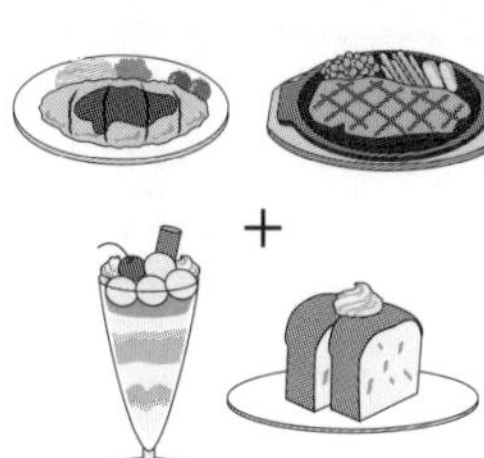

答えは、次の通りです。

③油ものと甘いものの両方をたくさん食べる
←
②甘いものばかり食べる
←
①油ものばかり食べる

もちろん、それぞれの食事の質や量によって変わることもありますが、基本的にはこの順になります。

③のケースが一番太るという点は、おそらくみなさん予想通りでしょう。しかし、③①②と答えた方もいたのではないでしょうか。

なぜ、「油ものばかり」よりも「甘いものばかり」のほうが太るのでしょう。

それは、**太らせホルモンであるインスリンは、糖以外の燃料が体内に入ってきても見向きもしない**からです。逆に言うと、糖が血管の中に入ってきた場合のみ、インスリンの出番がくるということです。

つまり、①の「甘いものをほとんど食べず、油ものばかり食べる」というケースでは、体の中で「糖が体にほとんど入らない→インスリンも多く出てこない→太りにくい」というプロセスが起こっているのです。

最近は「脂質は多くても太りにくい」という情報を耳にすることも多いですが、それはあくまでも「糖を控えている」というのが前提になります。

5 内臓脂肪の原料は糖と脂質

前出の設問のうちで一番太るのは、「甘いもの・油ものの両方」の摂取が多い食生活でしたね。じつはこの2つは、内臓脂肪をためてしまう**最悪の組み合わせ**なのです。

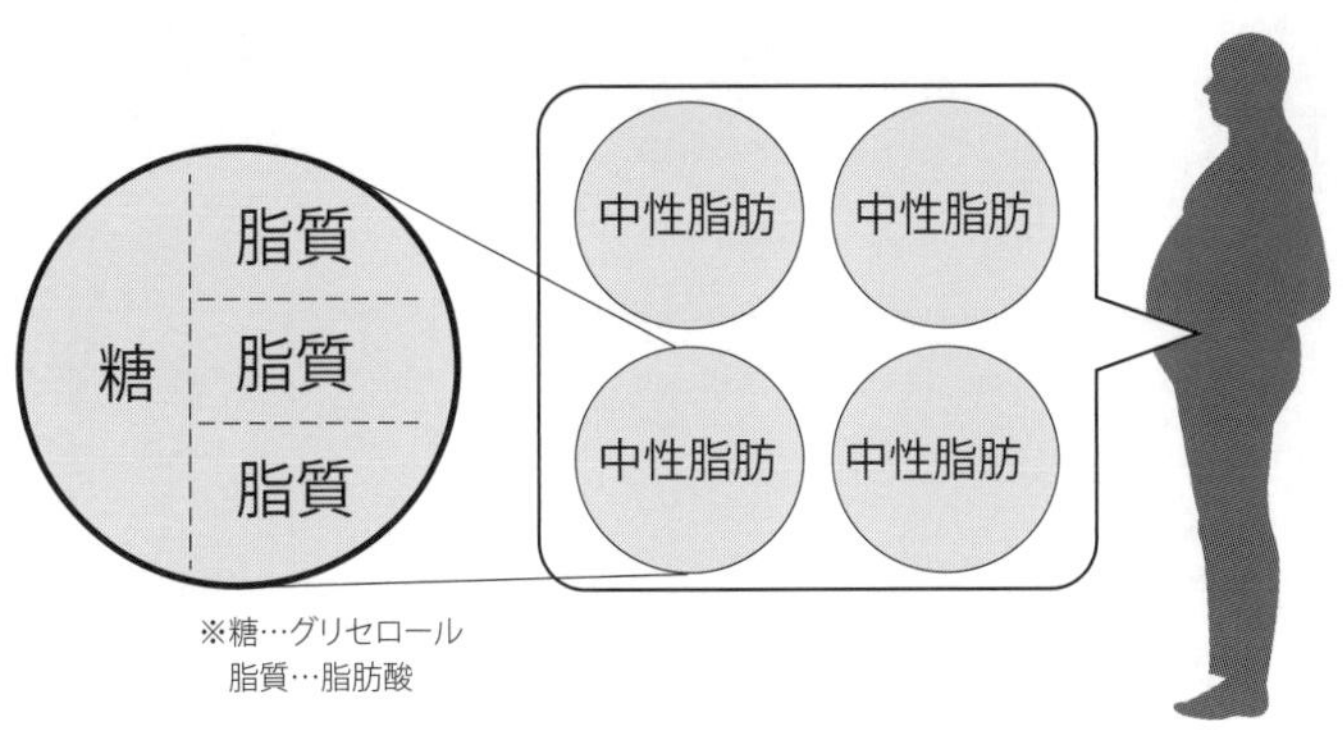

理由は、**内臓脂肪の原料は糖と脂質**だからです。

内臓脂肪とは中性脂肪がたくさん集まったものであり、その原料は糖と脂質です。そしてこの２つをくっつけて中性脂肪にするのが**インスリン**です。

内臓脂肪の原料となるものを２つとも取り入れるわけですから、**太るのは当たり前**ということです。

「油ものと甘いものの両方を食べると太る」というのは、とくに考えなくても納得しやすい事実ではありますが、厳密にいうと、このような理由があるのです。

「糖と脂質」というセットのうち片方のみであれば、２つが揃った場合よりも太る確率は減るはずです。

6 脂質を少なくしても糖を大量に摂取すれば太る

ここでひとつ、注意しなければならないことがあります。

一番太るのは「油ものと甘いものの両方をたくさん食べる」です。

「じゃあ、甘いものだけ食べるのなら、糖と脂質の両方が揃わないから、太らないのでは？」と思う方もいるのではないでしょうか。

残念ながらそうではありません。

この場合の「脂質」は、主に**飽和脂肪酸**といって、体内で作られます。そしてこの飽和脂肪酸は、**体内の糖が多いと作られる量が多くなる**のです。

つまり、**甘いものをたくさん食べていると、体内で飽和脂肪酸が作られて、糖と脂質の両方が揃ってしまう**のです。そして太ることになります。

脂質のみが多いという場合は、太らせホルモンが登場しないため、太る可能性は高くありません。しかし、甘いものは単体でも大量に摂取すると脂質も多くなるため、太ってしまうということです。

もっとも注意すべきなのは、甘いものなのです。

7 太るほど食欲は強くなる

内臓脂肪は脂肪細胞からできています。

その脂肪細胞は、**「レプチン」**という食欲を抑えてくれるホルモンを作っています。肥満細胞が食欲を抑えるものを作っているという状態なのです。

ということは、「太っている人は肥満細胞が多く、その分レプチンも多いはずだから、食欲が落ち、太りにくくなる」ということでしょうか。

そう上手くはいきません。

やせている人が、これから太っていくことを想像してみましょう。

やせている段階では脂肪細胞が少ないので、食欲を抑えてくれるレプチンもあまり作られないから、食欲は増します。

次に、その状態から少しずつ脂肪が増えてくると、食欲を抑えてくれるレプチンも増えてきて、「もうこれ以上太らなくてもいいよ」と、食欲を抑制してくれます。その状態をキープして、それ以上太らなければ良いのですが、キープできずに太り続けるとどうなるでしょう？

「脂肪細胞がさらに多くなるから、レプチンもさらに多く作られるはず」と考えるかもしれません。

確かに、脂肪が蓄積しすぎると、レプチンの量は多くなるのですが、そうすると**食欲が抑制される働きが弱まってしまう**のです。

その理由は十分に解明されていませんが、食欲が抑制されないので、食欲は増します。そして**「脂肪がつけばつくほど食欲がますます増す」**ということになります。

つまり、結果として、**太るほど食欲は増す**のです。やせすぎと太りすぎの中間、標準体型ならば、レプチンの量も働きも適度で、理想的と言えます。

やはり、**標準体型が一番**なのです。

ポイントまとめ

★内臓脂肪の原料は糖と脂質で、蓄積の原因の多くは…

・甘いもの・油ものの両方の摂取が多い

・甘いものの摂取が多い

★脂質は内臓脂肪蓄積の原因になりにくい（糖の制限が条件）

★脂肪細胞から作られる食欲抑制ホルモン「レプチン」は…

やせている↓脂肪細胞が少ない↓レプチンも少ない↓**食欲が増す**

太りすぎ↓脂肪細胞が多い↓レプチンも多いが働かない↓**食欲が増す**

★標準体型がレプチンの量も働きも適度で理想的

8 基礎代謝が低下すると内臓脂肪が蓄積しやすくなる

標準体型が一番良い。

とはいえ、学生時代が終わって社会人になり、何年もたつと、「昔より太った」「お腹が出てきた」と実感する人は多いと思います。

その理由は、以下のようなものでしょう。

「学生の時のように、部活動などで運動をしなくなったから」

「飲み会が多いから」

「仕事のストレスで間食してしまうから」

「学生の時より夕食の時間が遅く、夕食後すぐ寝るから」……

これらが当てはまる人は当然太ることになります。

また、もうひとつの理由として多いのは、**若い時よりも「基礎代謝」が低下したから**です。

9 内臓脂肪を減らす2つの「運動」

基礎代謝とは何でしょう？
それを説明するために、運動の種類を２つに分けます。

①意図的に行う運動
②意図的ではない運動

①は、ウォーキングや筋トレなどの、一般的な「運動」のことです。
それに対して②は、**基礎代謝による運動**のことです。

私たちは、生きているだけで、体の一部を常に動かしています。

寝転がっていても心臓は動いているし、食事をすれば胃や腸などの内臓が活発に動きます。暑ければ汗をかいて、体温が上下します。意識していなくても、私たちの体は常に運動しているのです。

とくに、絶え間なく運動（拍動）している心臓は、１日10万回も拍動するのですから、消費エネルギーは相当なものです。このような運動に使われる燃料が**基礎代謝**です。

しかし基礎代謝は、一般的には10代がピークで、年齢を重ねるごとに減っていきます。

消費される燃料には個人差がありますが、大人の場合、１日で大体１０００～１５００キロカロリーくらいです。それに対し、例えば30分ウォーキングをしたときに消費される燃料は１００～１５０キロカロリー程度しかありません。

ということは、**基礎代謝を高めれば、何も運動をしなくてもやせやすい体になります**。

そうなるには、筋肉量を増やす必要があります。つまり、筋トレなどの運動が必要になります。ですが……ボディビルダーのようになれれば話は別ですが、普通に筋トレをして筋肉量をある程度増やしても、基礎代謝量は少ししか上がりません。実際のところ、基礎代謝を高めるのはとても難しいです。

よって、一般の方は、**基礎代謝は増やすというより減らさないようにする**ことを目的にしたほうが良いです。そのためには、筋肉量を増やすことばかりにこだわらず、ウォーキングなどの運動をすることが望ましいのです（169ページ参照）。

ポイントまとめ

★体の中の燃料を使う運動は2つ

・ウォーキングや筋トレなど、意図的に行う運動

・心臓を動かしたりするような意図的でない運動…基礎代謝による運動

★基礎代謝を高めれば、運動をしなくてもやせやすい体になる

★基礎代謝は増やすというより減らさないようにする

内臓脂肪が増えてしまう食べ方

食べ方については、気をつけなければならないことが２つあります。

- **空腹時に甘いものだけを食べてはいけない**
- **早食いをしてはいけない**

なぜかというと、この２つが**内臓脂肪を増やす最大の原因**であり、**糖尿病の発症リスクも高くなる**からです。

「血糖値スパイク」という言葉を聞いたことはありますか?

ここでいうスパイクは、**波形の動きが急激で、しかもピークがとても高い**ことを意味します。そのような激しい動きが、血液中の糖の量で起こるのが血糖値スパイクです。

空腹時に甘いものだけを食べると、血液中の糖が一気に多くなります。そうすると、糖に

●血糖値スパイク

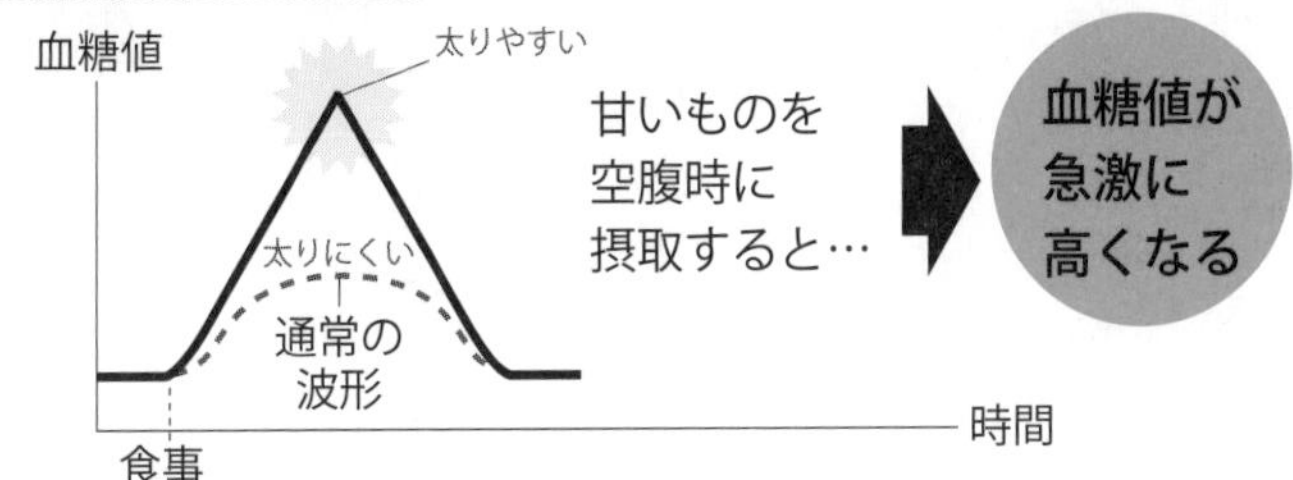

●太らせホルモン（インスリン）スパイク

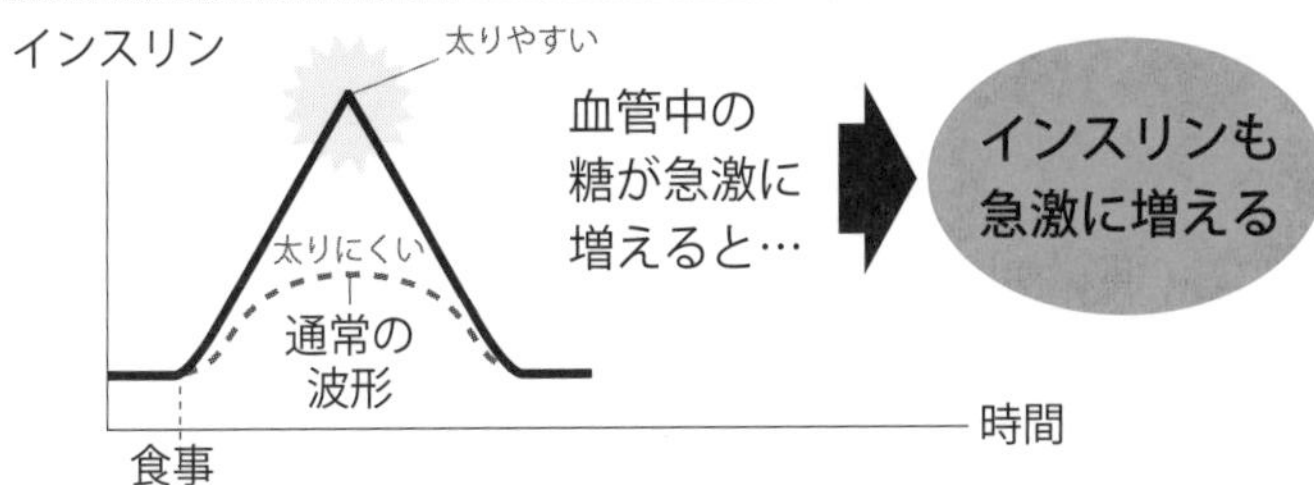

反応して太らせホルモン（インスリン）も急激に多く出ます。インスリンは糖が大好きで、糖の真似をするように急角度で上下し、高いピークをつくるからです。

これを、血糖値スパイクと同じように、**「太らせホルモンスパイク」**と呼ぶことにします。

インスリンを勢いよく出させることは太る原因になります。逆に、そのような状態を作らないようにすれば、太りにくくなります。

また、空腹状態だと、人の体は本能的に血糖値を上げたくなります。空腹状態で早食いをすると、太らせホルモンスパイクにより、太ってしまいます。

ジュースなどの液体の糖は吸収が速いので、とくに気をつけてください。

やせていても油断はできない

内臓脂肪が健康に良くないことはみなさんお分かりだと思いますが、じつは内臓脂肪よりもさらにたちが悪い脂肪があるのを知っていますか?

その脂肪とは「**異所性脂肪**」です。

脂肪には次の3つがあります。

1・内臓脂肪
2・皮下脂肪
3・異所性脂肪

そして、３、１、２の順に健康に良くないのです。

本書のテーマは、１の内臓脂肪です。それなのに、突然出てきた３の異所性脂肪のほうが恐ろしいと書いているのはなぜなのか。

それを理解していただくために、３つの脂肪について簡単に説明します。

１・内臓脂肪

内臓脂肪をたくさんためている人は、おへそを中心にお腹がふくらんでいます。つまり、**おへその奥に贅肉（ぜいにく）がたっぷりたまっている**ということです。

メタボ健診でおへそ周りを測るのは、おへその奥＝内臓脂肪が蓄積する位置だからで、お腹周りを測ることで、内臓脂肪を調べているのです。

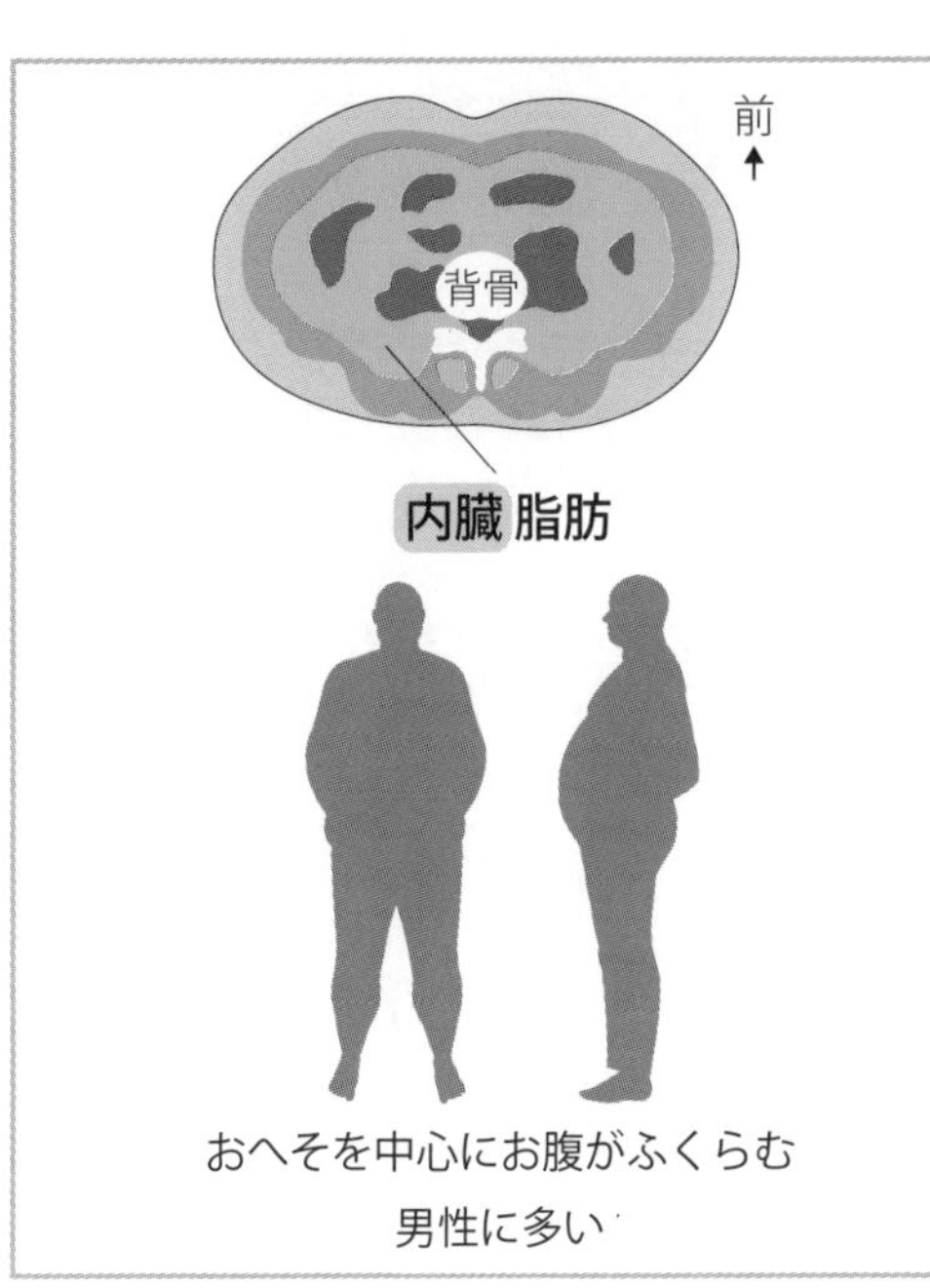

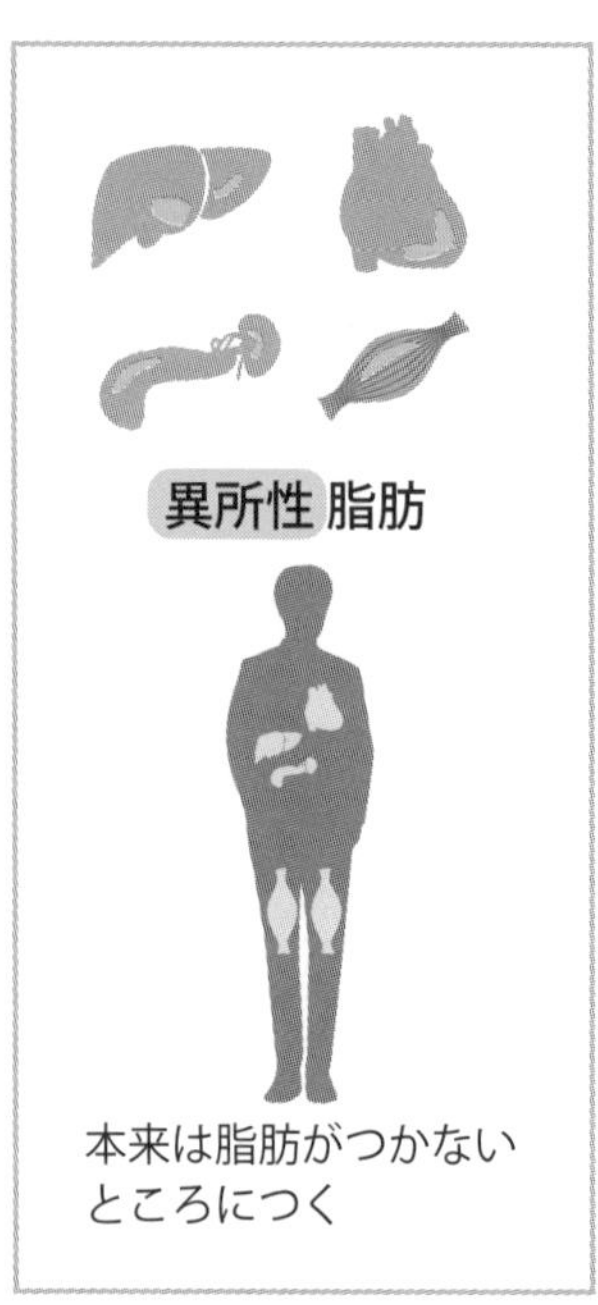

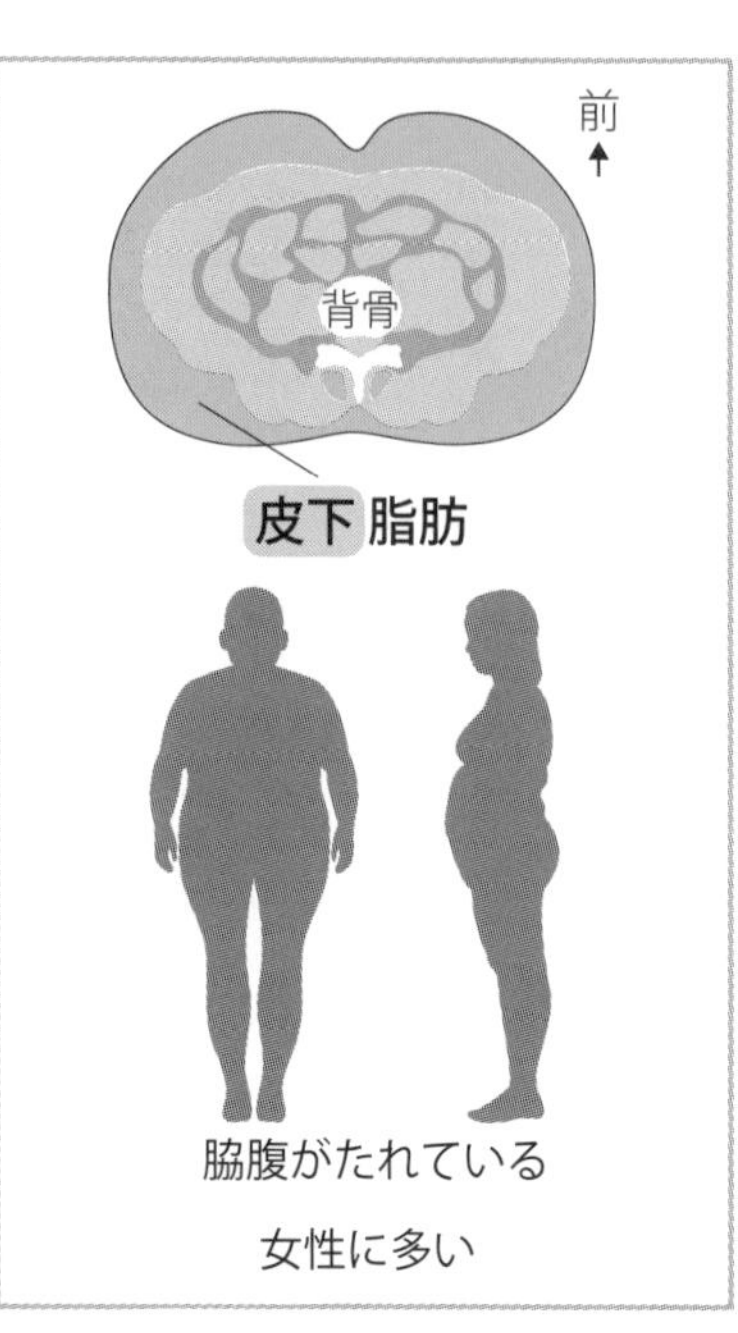

2・皮下脂肪

皮下脂肪は皮膚の下（内側）に蓄積する脂肪で、イメージとしては脇腹がたれていて、手でつかめるようなタイプの**柔らかい贅肉**（ぜいにく）です。

脇腹以外の場所にももちろん蓄積します。

3・異所性脂肪

字の通り、異所に蓄積する脂肪のことです。

異所とは、具体的には、**肝臓・心臓・膵臓**（すいぞう）**・筋肉など**です。

これらの場所は簡単には脂肪が蓄積しないはずなのですが、皮下脂肪

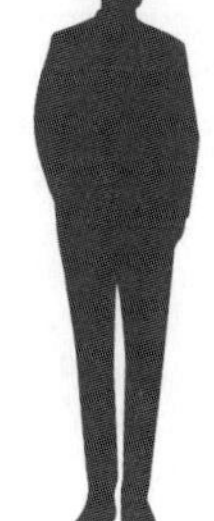

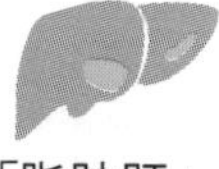

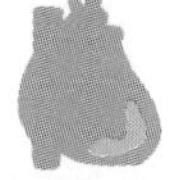

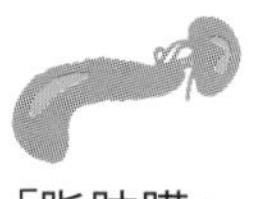

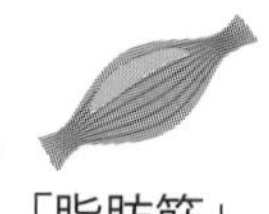

と内臓脂肪の両方がパンパンになってしまい、それ以上脂肪を蓄えられなくなると、別の場所に脂肪を蓄積するしかなくなります。その場所というのが、「異所」です。

異所性脂肪は、脂肪がついた場所によって、上記のように呼び方が変わります。

異所性脂肪は皮下脂肪と内臓脂肪がパンパンになると付きやすくなりますが、日本人は、そうでなくても**異所性脂肪がつきやすい体質の人が多い**と言われています。

そして、異所性脂肪は、皮下脂肪や内臓脂肪のように、**外見では分かりにくい**ことが特徴です。

外見上分かりにくいということは、**「隠れ肥満」**

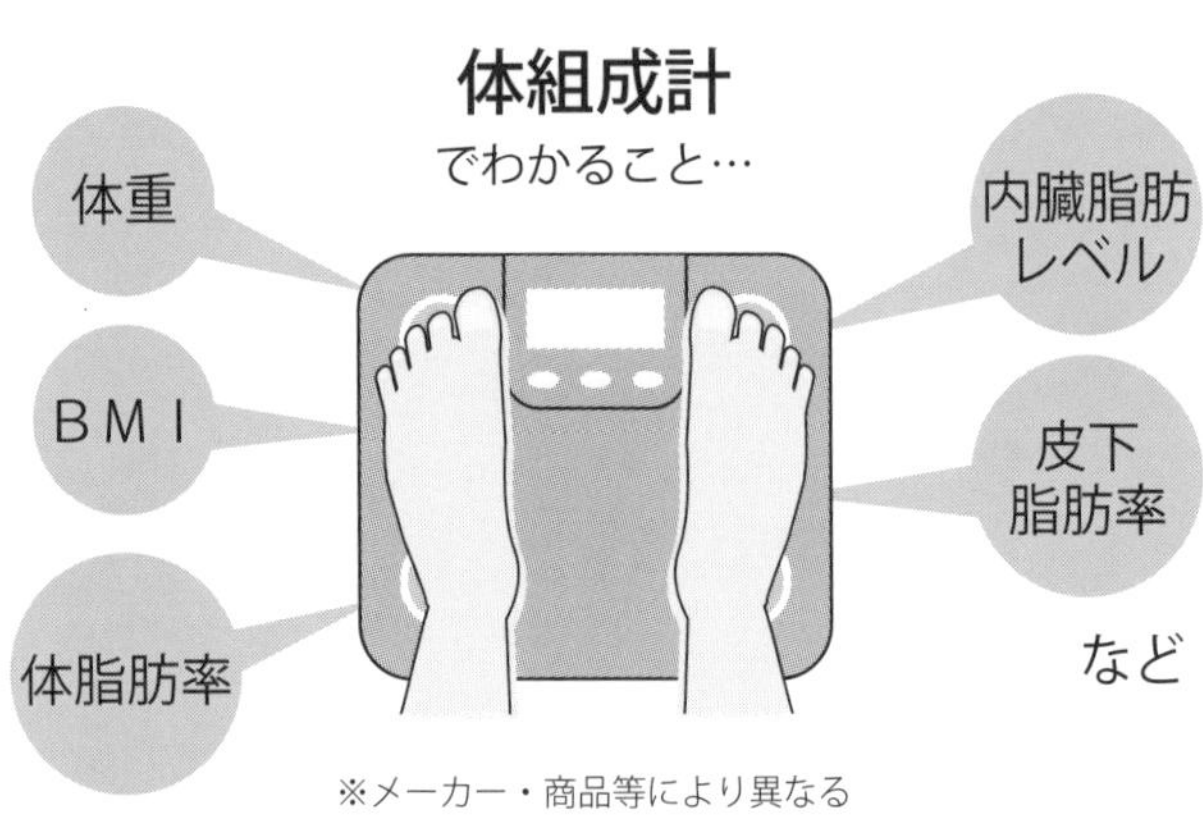

※メーカー・商品等により異なる

ということです。

見た目で太っていれば危機感も生まれますが、外見上に問題がなければ、**病気の兆候やリスクも見落とされがち**になってしまいます。

異所性脂肪がこわいのは、この点なのです。

なお、脂肪肝は健康診断などで指摘されている人も多いと思います。

「肝臓は内臓の一種なので内臓脂肪だ」と思う人もいるかもしれませんが、内臓脂肪とは、おへその奥にたまった脂肪なので、脂肪肝は異所性脂肪の一種になります。

また、**脂肪がついた内臓は機能が弱まる**おそれも指摘されています。

隠れ肥満を見つけるために一番確実なのは、お腹のＣＴ検査ですが、多くの人が健診でＣＴ検査を実施するとなると膨大（ぼうだい）なコストがかかるため、現実的ではありません。

隠れ肥満が気になる人は、精度の良い**体組成計（たいそせいけい）**を利用して、体脂肪率を調べると良いでしょう。

体組成計は、乗るだけで体重や体の組成が分かる器具です。見た目が太っていないのに体脂肪率が高い場合は、隠れ肥満の可能性が高いことがわかります。

なお、異所性脂肪・内臓脂肪を減らすための食事・運動法は基本的に同じになります。**内臓脂肪の問題を解決すれば、異所性脂肪の問題も解決します**。けして難しくはないのでご安心ください。

ただ、**「見た目がやせていたとしても油断はできない」**ということだけは、頭の片隅に入れておいてください。

ポイントまとめ

★次のような食べ方をすると内臓脂肪が増えてしまう

・空腹時に甘いものだけを食べる

・早食いをする

★太らせホルモンスパイクを繰り返す人はとても太りやすく、糖尿病の発症リスクも高くなる

★脂肪の種類は3つ

・内臓脂肪…おへそ周りがふくらんでいるイメージ

・皮下脂肪…脇腹が垂れていてつかめるイメージ

・異所性脂肪…外見では分かりにくい

★内臓脂肪と異所性脂肪を落とす方法は基本的に同じ

★日本人は隠れ肥満が多く、やせていても油断はできない

12

内臓脂肪を減らすとこんなにメリットがある

内臓脂肪や異所性脂肪によって引き起こされる病気には、次のようなものがあります。みなさんもよくご存じのものばかりだと思います。

・動脈硬化（狭心症、心筋梗塞、脳梗塞、閉塞性動脈硬化症など）
・糖尿病（高血糖、ＨｂＡ１ｃ[※1]が高い）
・高血圧
・脂質異常症（悪玉コレステロール・中性脂肪が高い、善玉コレステロールが低い）
・認知症
・各種のがん

・腎不全

内臓脂肪を減らすことで期待できる一番のメリットは、これらのような、内臓脂肪の蓄積によって引き起こされる**多くの病気を予防・改善できる**ことです。これらの病気を予防できれば、健康寿命も間違いなく延びるでしょう。

長期的には**要介護にもなりにくくなる**ため、みなさんの子供をはじめとした若い世代に迷惑をかけずにすむかもしれません。

さらに、内臓脂肪が減ると、**見た目のスタイルも良くなります**。

ちなみに筆者は無理のない食生活と運動を実行していますが、学生時代と変わりない体型と筋肉量を維持できています。身長177センチ、体重72キログラム・BMI※2は23・0なので、標準体型と言えるでしょう。

本書を手にとってくださったみなさんは、もともと内臓脂肪を落としたいという意欲のある方だと思います。それに加えて、ここで改めてメリットを確認することで、ますますやる気が増したのではないでしょうか。

次の章からは、具体的な対策を見ていくことにしましょう。
2章では食事のしかた、3章ではおすすめの運動を紹介しています。

※1…HbA1c…1～2ヵ月前から現在までの血糖の状態がわかる数値。
※2…BMI…Body mass index の略で、体重と身長の関係から算出される肥満度を表す数値。

ポイントまとめ

★内臓脂肪をためてしまうと、糖尿病、認知症、がんなどの発症リスクが高まる

★内臓脂肪を減らすことにはメリットが多い

・病気の発症リスクが減る
・要介護になりにくい
・見た目のスタイルも良くなる

2章

内臓脂肪がつかない食事

1 カロリー制限と糖質制限、どちらが良い？

内臓脂肪を落とす食事法は、主に次の2つです。

- カロリー制限
- 糖質制限

どちらも一長一短あるのですが、**筆者はカロリー制限をおすすめします**。その理由は、簡単に言うと、**カロリー制限はリスクが少ない**からです。

糖質制限は、本来であれば体の燃料として必要な糖を制限して、かわりに脂質とタンパク質を燃料にするという方法です。

糖質制限をすると、太らせホルモン（インスリン）がほとんど出なくなります。糖がなければ体は自分の脂肪を燃料として使うようになるため、運動しなくてもやせることが可能です。体重の減り幅も大きく、手っ取り早くスリムになれます。

ただ、**糖質制限には次のようなリスクがともないます。**

【糖質制限のリスク】

・頭の回転が鈍くなり、体が円滑に動かなくなる

…脳と筋肉の主燃料は糖です。糖質制限をしていても糖は体内で作られますが、口から直接摂取した糖のほうが即効性のある燃料になります。すぐに使える燃料のほうが効率が良いでしょう。

・胃腸への負担が重くなる

…糖質制限には代替燃料となるタンパク質が大量に必要になりますが、タンパク質は体内で分解するのに糖よりも手間がかかります。そのため、胃腸が丈夫でない人は、胃腸の負担が増すおそれがあります。

・タンパク質の摂取量が不十分だと筋肉量が減る可能性がある

…糖の代替燃料となるタンパク質の摂取量が足りないと、体はタンパク質でできた筋肉を燃料として使用します。そうなると筋肉量が減り体重が落ちるので、一時はダイエットに成功したように感じられますが、同時に基礎代謝も落ちるので、リバウンドしやすい体質になってしまいます。

・糖質制限中に有酸素運動をすると筋肉量が減る

…ウォーキングなどの有酸素運動は糖と脂肪を燃やしますが、糖が少ない状態で有酸素運動をすると、脂肪とともに筋肉も燃焼しやすくなります。その結果、筋肉は減り、基礎代謝も落ちるので、この場合もリバウンドしやすい体質になります。

・腎機能に異常がある人が糖質制限をすると腎機能が低下する

…腎機能に異常がある人が低糖・高タンパク質の食事をすると、腎機能の悪化が加速し、人工透析をしなければならなくなるリスクが増します。

これらのリスクに対し、「自分は大丈夫」という人は糖質制限を実行しても良いでしょう。みなさんのなかには、糖質制限をしても、体や頭がちゃんと働き、大量のタンパク質を分解できるという人もいるかもしれません。

ただし、最後の**「腎機能の異常」については、自己判断で決めないでください**。とくに健康診断などで腎機能の異常を指摘されている場合は、必ず腎臓内科の医師に、低糖・高タンパク質の食事を実行しても大丈夫かどうかを確認してください。

近年の研究では、**糖質制限を長期間続けると寿命を縮める**という報告もありました。この点に関しては未知の部分も多いものの、生命にかかわるおそれもあるので、慎重に検討したいところです。

一方、**カロリー制限にはリスクがほとんどありません**。

もしウィークポイントを挙げるとするなら、糖質制限と比べて効果が出るのに時間がかかることや、ウォーキングなどの運動が必要なことくらいです。

そして、カロリー制限のもっとも良い点は、**脳や筋肉が欲しがる即効性のある糖を、必要な量だけ、経口摂取できる**ことです。燃料として即効性があるのは経口摂取する糖なので、頭がよく回転し、体も円滑に動きます。糖質制限とは対照的です。
そのため、筆者はカロリー制限をおすすめするのです。

ちなみに、この2つ以外にも「○○ダイエット（○○には特定の食べ物や飲み物の名前が入る）」など、ダイエット法はたくさんあります。テレビ番組などがきっかけで一時的に流行するもので、「○○」の部分はコロコロ変わる傾向があります。

これらの方法は一番簡単ではあるので、効果があるかどうかを試してみるのも良いでしょう。それで効果がない場合は、カロリー制限を実行してみてください。

2 厳しいカロリー制限はしなくていい

もっとも、筆者がすすめるカロリー制限については、少し説明が必要になります。
カロリー制限というと、「摂取するカロリーを必要以下にする」というようなイメージがあ

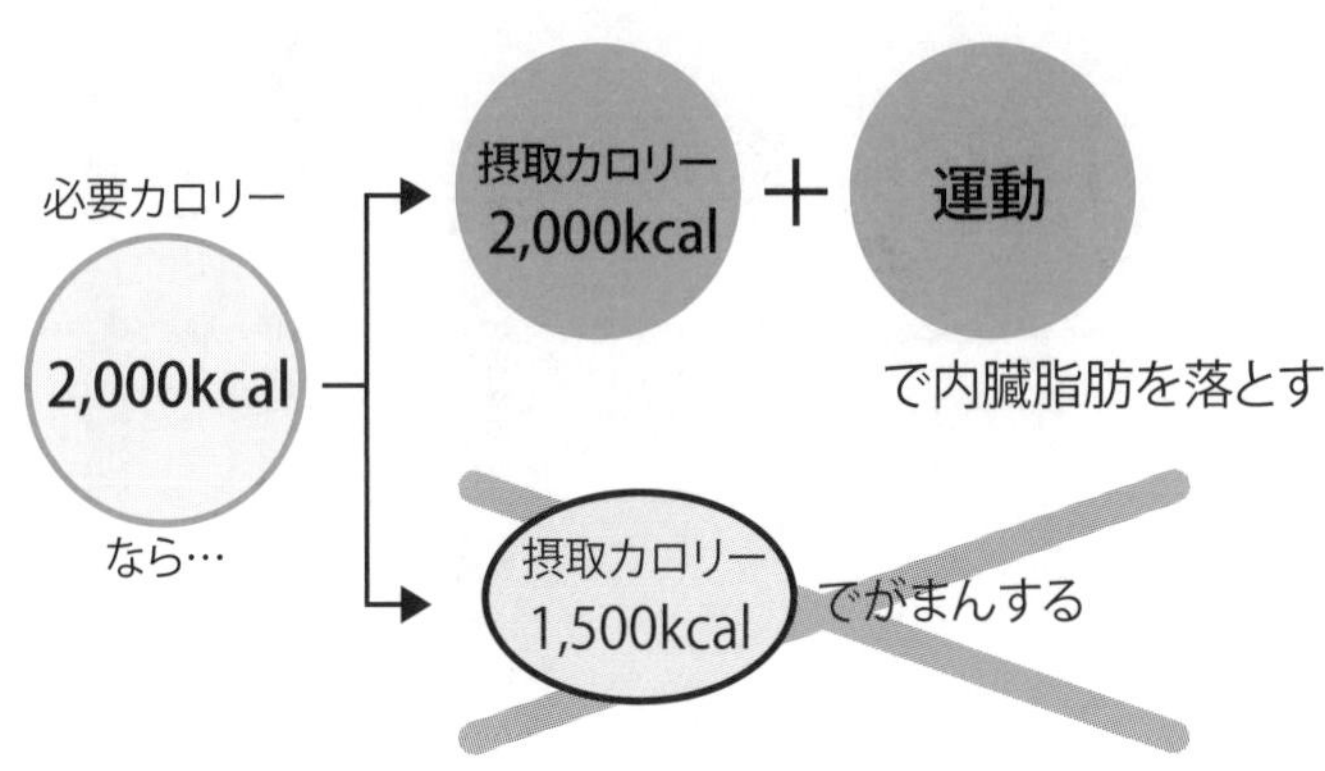

るかもしれません。

例えば、その人に必要な1日の総カロリーが2000キロカロリーだった場合、1500キロカロリーに減らすというようなものです。

筆者がすすめるのは、そのようなものではありません。**1日に2000キロカロリー必要なら、2000キロカロリーを摂取する**のです。

つまり、**「少なくなく多くもない、ちょうどよいくらいのカロリーを摂取する」**というのが、筆者がすすめる方法です。

このように書くと、「それはおかしい。それだと『摂取カロリー＝消費カロリー』になってしまうから、太りはしないけど、やせもしないのではないか？」という声が聞こえてきそうです。

もちろん、消費カロリーを必要なカロリーと同じにするだけではやせません。**運動をして、消費カロリーを増やす**のです。

筆者がみなさんに伝えたいのは、内臓脂肪を落とす方法だけではありません。**「内臓脂肪を落として健康になる方法」**です。

栄養↓運動↓休養↓栄養……

栄養をとって運動して休養する。**このサイクルを上手く循環させることができてはじめて「健康」と言えます**。

摂取カロリーを減らしてしまうと、必要な栄養まで不足し、体調を崩してしまいかねません。それではとても健康と言えません。必要なカロリーを摂取しつつ適度に運動・休養すれば、「栄養→運動→休養→栄養……」のサイクルが上手く循環し、健康になって、かつやせることもできるのです。

健康のためには運動が必要。運動のためには筋肉の動作が必要。そして筋肉の動作には燃料、つまり糖が必要になります。そのため、糖を含んだ食事も大事なのです。

この章では、**糖の理想の摂取のしかたを含めた、理想の食事法**を紹介します。

3 カロリー内の栄養バランスも重要

カロリー制限をするにあたってまず重要なのは、**総摂取量を必要量内に収める**ことです。カロリーの量は単純な計算によって簡単に実現できます。この点は、おそらくみなさんもご存じでしょう。詳しくは71ページから書いています。

そしてもうひとつ大事なのは、**摂取カロリー内の栄養バランスを考える**ことです。

筆者が日々色々な人を問診していると、次のような食習慣の人が多いことに気づきます。

①1日2000キロカロリーで足りるのに、3000キロカロリー摂取している
②糖が総カロリーの70%になっている

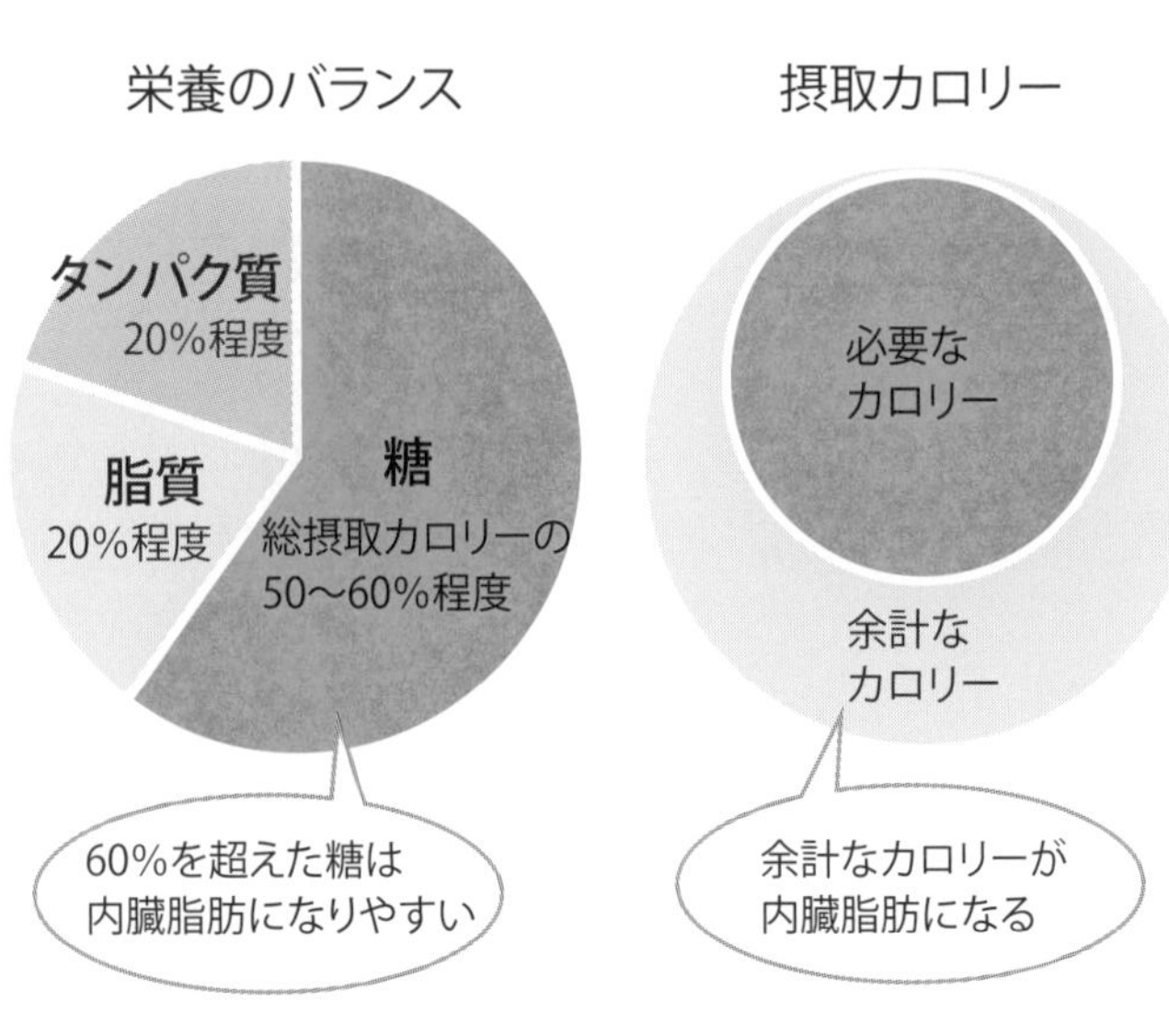

①は単純な**カロリーオーバー**です。

食事の量が多いと、栄養も十分とっているつもりになりますが、実際は余計なものを体に入れていることも多いのです。

②は、**栄養バランスの問題**です。

摂取カロリーはそれほど多くなくても、糖の割合が多すぎるのです。

例えばおにぎり1個、パン1枚のような、おかずが少なく主食の割合が多い食事は、糖の割合が過多になりがちです。

また、食事はあまりとらず、菓子類などの甘いものをよく食べるような場合も、糖の摂取割合が多くなってしまいます。

これらのような食べ方は内臓脂肪を蓄積

しやすく、さまざまな病気の発症リスクを高めてしまいます。

健康になるための理想の栄養バランスは、大まかにいうと右の図の通りです。

全体の60％を超えた分の糖は、脳や筋肉にとって不要な場合が多く、太らせホルモン（インスリン）により内臓脂肪に変身してしまいます。**糖の摂取量を総カロリーの50〜60％の範囲内に収める**ことは、きわめて大切です。

このような食事をして、３章で紹介する運動をすれば、**必ず内臓脂肪を落とすことができます**。しかも、**栄養状態が良くなる**のです。

4 無理なく続けられる食習慣を

人は長年、糖や炭水化物を主燃料としてきました。

とくに日本人はお米を主食にする人が多いです。お米は糖分が多いので、糖質制限をするとなった場合、お米を食べないという方法をとる人もいるでしょう。

しかし、「長年の習慣に逆らって糖を制限するのは嫌だ」という人も多いのではないでしょうか。

そういう場合は、**無理をすることはありません**。いくら健康のためとはいえ、食べたいものを我慢して生活をしていても、ストレスがたまるだけです。**無理をしても長続きはしないものです。**

また、**空腹や飢餓状態になると、人は生物の本能として、すぐにエネルギーとして使える糖を摂取したくなります。**

とくに脳と筋肉は糖を欲しがります。**経口摂取する糖こそが燃料として即効性があるため**、摂取すると頭はよく働くし、体も円滑に動くのです。

「私は糖質制限ダイエットに成功した」という方もいると思いますが、一時的に成功したとしても、糖の摂取は生物としてどうしても必要になることもあるため、長年続けるのは難しいのです。

そして、甘いものが好きな人が長期間糖質制限をすると、制限をやめた後に反動的に大量に摂取してしまい、**リバウンド**する可能性が高いと言えます。

筆者は、糖質制限を完全に否定するものではありません。しかし、糖の過剰な摂取がやめられないのは問題です。もし**長期的に実施するならば、やはりカロリー制限をおすすめします**。

ポイントまとめ

★糖質制限よりも、リスクの少ないカロリー制限がおすすめ

★筆者がすすめるカロリー制限とは…

・必要十分なカロリーの範囲内で栄養バランス良く食べる

・運動をし、無理なく内臓脂肪を落とす

★カロリー内の糖の摂取が多くなりすぎないよう気をつける

★厳しい制限はせず、無理なく続けられる食習慣を心がける

5 何をどれだけ食べたらいい？

それでは、無理なく続けられる食事とは？　何をどのくらい食べるのが良いのでしょうか。

「何をどれくらい食べたら良いか？」という問いからみなさんが想像するのは……

「きっとかなり食事制限される」
「お腹が空くような内容に決まってる」
「好きなものが食べられなくなる」
といったところでしょうか。

しかし、**食べていけないものはありません**。さすがに「好きなものをいくらでも食べていい」ということはありませんが、食べたいものを我慢して、好きでもないものを食べる必要はありません。**今まで通りの食事に工夫を加えればいいだけです**。

また、質素な食事というわけでもありません。「今まで食パンを2枚食べていたのを1枚にしなければならない」ということもありません。**有酸素運動をするなら、糖や炭水化物は**

かなり食べられるのです。

ここからは具体的に、「カロリー制限の食事で何をどれくらい食べたら良いか？」を紹介していきます。

6 食事のしかたの基本

まず、基本的な食事のしかたは次の通りです。

★1日3食をとる
★食事としてなら何を食べても良い
★3食とも野菜・タンパク質・炭水化物を摂取する
★菓子類は200キロカロリー（全体の10％）程度にする

この基本は、年齢・性別に関係なく、すべての人に共通します。
そのうえで、1日の摂取カロリーと、1日の消費カロリーを同じにします。

摂取カロリーと消費カロリーの関係

筆者がすすめるカロリー制限は、前述した通り、**消費カロリーを必要なカロリーと同じにしたうえで、運動をして、消費カロリーを増やす**というものです。

運動によって、1日250キロカロリーくらいを消費するサイクルを目指します。そうすれば、**「栄養→運動→休養」のサイクル**が上手く循環します。

脂肪を1キロ減らすには約7000キロカロリーの消費が必要です。なので、毎日250キロカロリーの運動を続ければ、理論上は1ヵ月で脂肪が1キログラム減ることになります。

「1日の摂取カロリーをはじめから250キロカロリー減らせば、運動しなくてもいいので

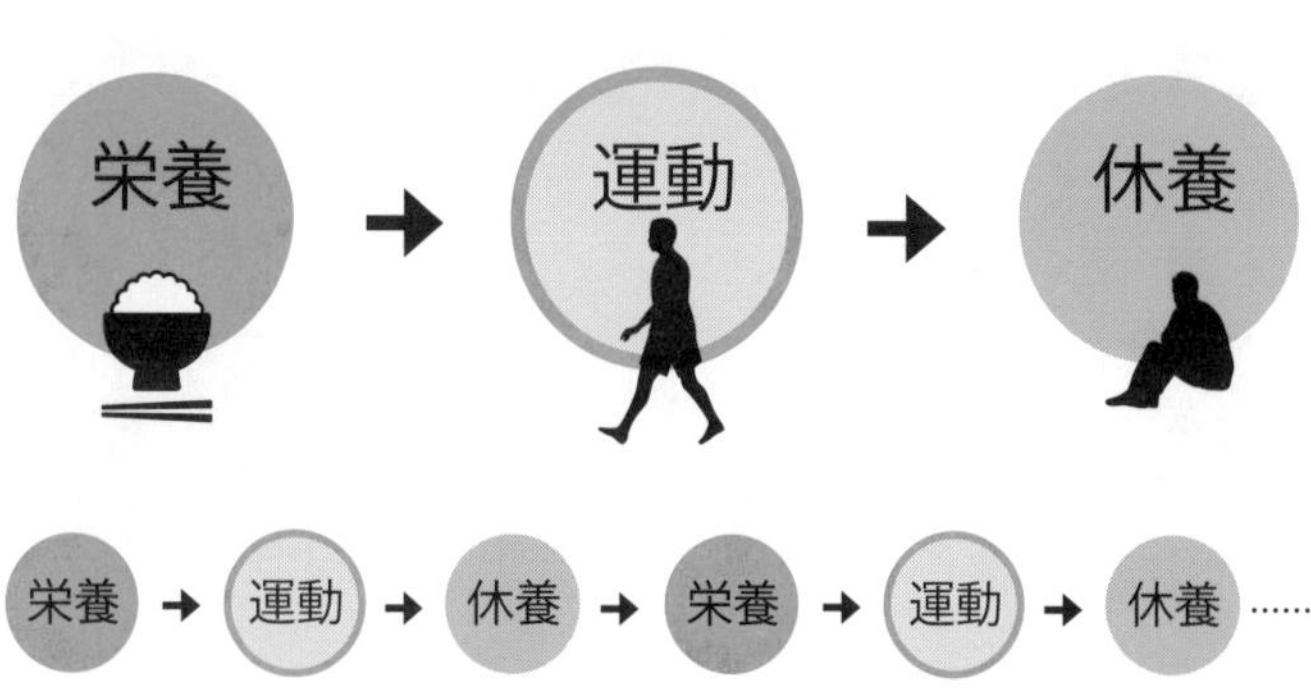

は？」と思う人もいるかもしれませんが、それでは「栄養→運動→休養」のサイクルができず、筋肉量が減りやすいので、健康とは言えません。健康を保ちつつ内臓脂肪を落とすことを目指しましょう。

運動法は3章で詳しく書いているので、ここでは食事に話を戻します。

8 1日の総摂取カロリーはどのくらい？

1日の総摂取カロリーとは具体的にどのくらいなのでしょう？

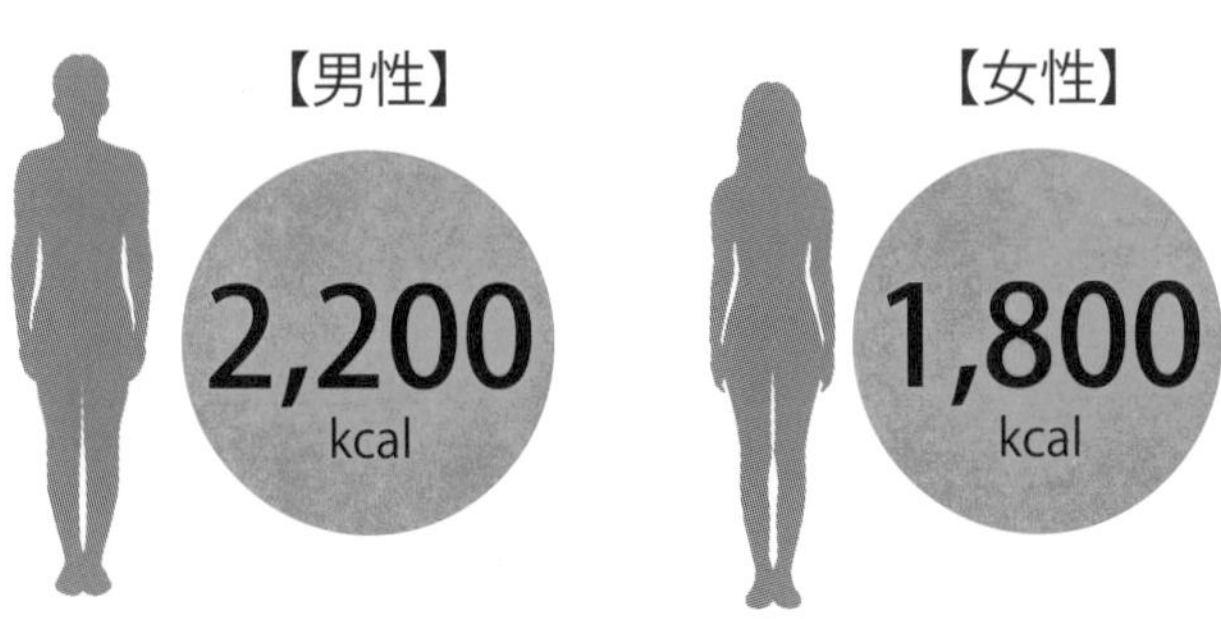

この点については、年齢、性別、運動量、持病の有無などによって色々なパターンがあるため、ここでは一般的な人のケースで考えてみます。

一般的な人の１日の摂取カロリーは上の図の通りです。

とはいえ、これらの数字だけではピンとこない方のほうが多いでしょう。このような食事にするには何をどれくらい食べたらいいのか、次で具体的に説明します。

なお、ご自分の摂取カロリーの数値をより詳しく知りたい方は、手間はかかりますが、医師や栄養士に年齢・活動量・持病の有無などを伝

より詳しい必要カロリーの出し方

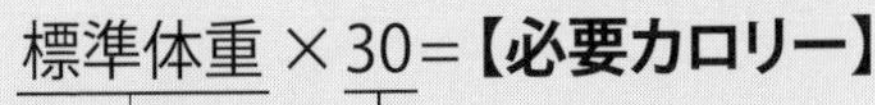

(身長×身長×22)

糖尿病がある・
太りすぎている人の場合は…
【標準体重】×25〜29

よく運動している人の場合は…

【標準体重】×31〜35

…筆者の例…

1.77m×1.77m×22=68.9kg

68.9×31= 約2,200kcal

これが筆者の必要カロリー

えた上で、決めてもらってください。

　そのカロリーの中でバランスを重視しながら、どの栄養素をどのくらい摂取するのかを決めることになります。

　筆者の場合は、上の図のように決めています。

ポイントまとめ

★１日の摂取カロリーを決め、その範囲内で何をどれくらい食べるかを決める

★食べてはいけないものはない

★「摂取カロリー＝消費カロリー＋運動」で健康的にやせる

★１日の総摂取カロリーは…

男性…約２２００キロカロリー
女性…約１８００キロカロリー

★摂取カロリー内で、栄養素が次のような配分になる食事をする

糖…………60％程度
タンパク質…20％程度
脂質………20％程度

食品を8つに分けてみる

もっとも、実際の日々の食事では、糖、タンパク質、脂質の3つのほかにも、必須な栄養素があります。

多くの食品は、糖、タンパク質、脂質に加えて、ビタミン、ミネラルの計5種類が複数組み合わさっています。

例えば、パンは炭水化物が主成分ですが、タンパク質も少量含まれています。また、牛乳には糖（乳頭）、タンパク質、脂質の3つがどれも多く含まれています。果物は糖（果糖）が多いですが、ビタミンとミネラルも多く含んでいます。

ほとんどの食品はこのように成分が複数にわたるため、糖だけを摂取できる食品、タンパク質だけを摂取できる食品は多くありません。

なので、実行しやすいように、食品を栄養素ごとに、大きく8つに分類します。

①炭水化物…ごはん・パン・麺・イモなど
②タンパク質…肉・魚・大豆・卵など
③脂質…植物油・マヨネーズなど
④食物繊維・ビタミン・ミネラル…野菜
⑤糖（乳糖）・タンパク質・脂質…乳製品（牛乳・豆乳・ヨーグルトなど）
⑥糖（果糖）ビタミン・ミネラル…果物
⑦調味料…味噌・みりん・砂糖など
⑧その他…嗜好食品・アルコールなど

参考…日本糖尿病学会『糖尿病食事療法のための食品交換表』（文光堂）

これらがどれも不足しない食事が理想です。

例えば、１食で炭水化物を２４０キロカロリー摂取する場合、ごはんに換算すると50グラムで80キロカロリー、食パンは1枚（6枚切り）の半分で80キロカロリーです。

つまり、１食で炭水化物を２４０キロカロリー摂取するのであれば、次の量を食べればいいということです。

ごはん…150グラム（茶碗に1杯）
食パン…90グラム（6枚切り1枚半）　※メーカーにより差あり

他の栄養素についても同様に、指示されたカロリーがどの食品でどれくらいの分量になるのかを考えて摂取することになります。

10 具体的に何をどれくらい食べる？

以下は栄養素ごとの食事量の例です。
成人男女の1日の必要摂取カロリーである、1日1800〜2200キロカロリーを摂取する場合です。男女でカロリー数が違うため、分けて書いていきます。

①炭水化物…ごはん・パン・麺・イモなど

炭水化物は脳を働かせるために、また筋肉を動かすために必要なメインエネルギーなので、**原則3食とも摂取します**。

【男性】
1食320キロカロリー×3食（1日960キロカロリー）
【女性】
3食のうち2回…1食240キロカロリー
残り1回…320キロカロリー（1日800キロカロリー）

具体的な食品の分量については、左ページにまとめました。
とはいえ、6枚切りの食パン2枚や、茶碗にやや大盛りのごはんというと、けっこうな量です。「単品では食べづらい」という場合は、同じ炭水化物であるさつまいもなどを追加して、その分パンやごはんの量を減らすことなどもできます。

【男性】

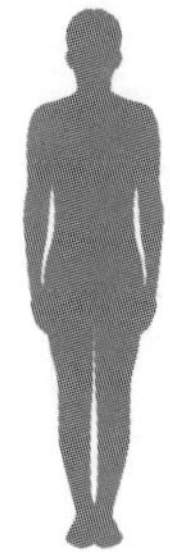

320 kcal × 3食

主食でいうと…

ごはん

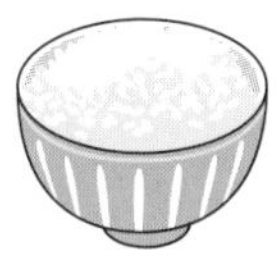

200g
茶碗にやや大盛り程度

食パン

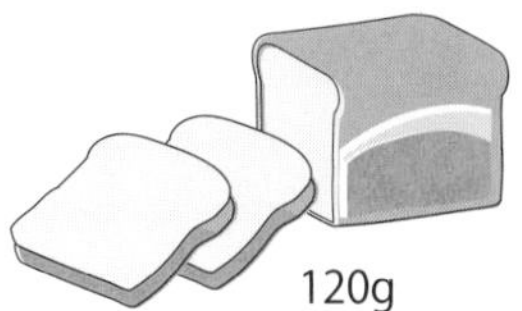

120g
6枚切り2枚

麺類だと…（ゆでた後）

そば

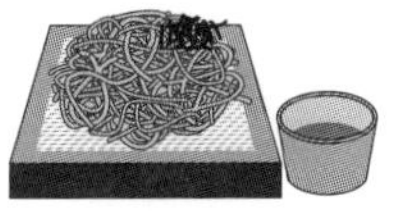

240g

うどん

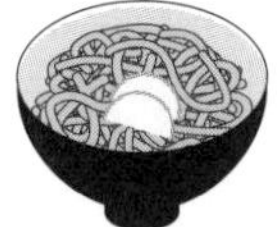

320g

スパゲティ

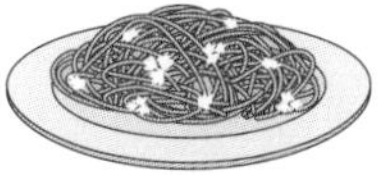

200g

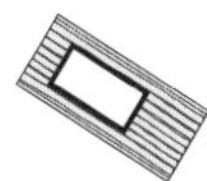

乾麺ならどれも80g

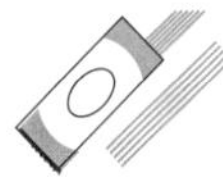

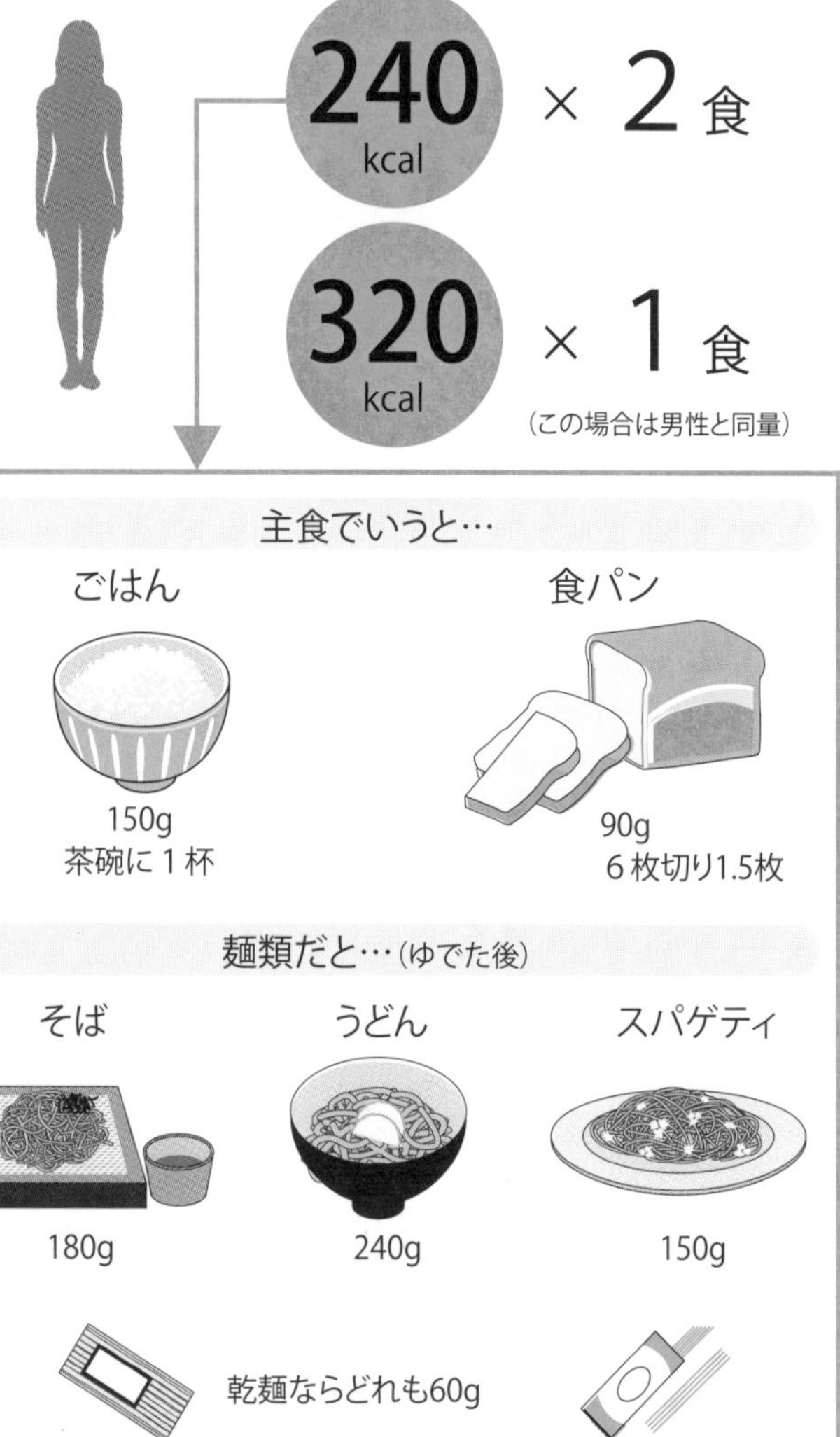
【女性】
240
kcal
× 2 食
320
kcal
× 1 食
（この場合は男性と同量）
主食でいうと…
ごはん
150g
茶碗に１杯
食パン
90g
６枚切り1.5枚
麺類だと…（ゆでた後）
そば
180g
うどん
240g
スパゲティ
150g
乾麺ならどれも60g

食べかえも可能

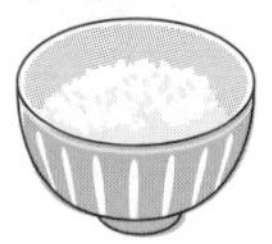

ごはん、パン、麺の量を
2/3〜3/4くらいにすれば…

以下のものを追加できる

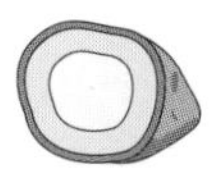

さつまいも（皮つき）
大きめのものの端の方5cm程度

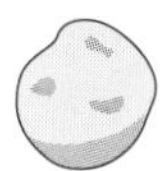

じゃがいも
中1個

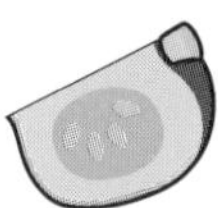

かぼちゃ
小1/8個

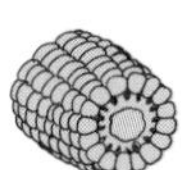

とうもろこし
中1/2本

また、生活が不規則で食事時間が一定でない人の場合は、次のような工夫もできます。次の食事で食べる予定の炭水化物の3分の1〜2分の1くらいをおにぎりなどで食べるのです。残りの量を次の食事でとれば、トータルの摂取量は変わりません。

例えば夕食が遅い時間になる場合、いつも通りに炭水化物を摂取して寝ると太りやすくなるので、夕食までの間に炭水化物を少し摂取して、**長時間空腹状態を続けないようにすると良いでしょう**。

一度にたくさん食べると太らせホルモン（インスリン）が大量に出てしまうので、**小分けに摂取することでインスリンをコントロール**し、太りにくくするのです。

②タンパク質…肉・魚・大豆・卵など

【男性】　1食160キロカロリー（1日480キロカロリー）
【女性】　1食120キロカロリー（1日360キロカロリー）

基本的に3食とも摂取します。
油が多いと高カロリーになるため、食べられるグラム数は少なくなります。
肉、魚、大豆、卵などをローテーションで摂取できれば、色々なタンパク質をバランスよく摂取できることになります。

ただし、どれもまんべんなく摂取するのは手間がかかって大変です。まずは**好きなものや簡単に用意できるものを2～3種類くらいに絞ってローテーションさせて摂取する**と良いでしょう。慣れてきたら品目を多くしていってください。

1食分のタンパク質を納豆や卵だけで摂取する場合は、納豆で1.5～2パック、卵では1.

【女性】
120
kcal
×3食

【男性】
160
kcal
×3食

【肩ロース】
男性60g 女性45g

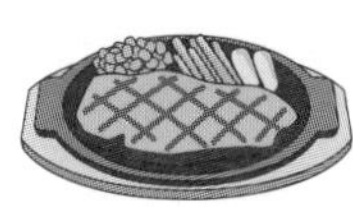

牛肉

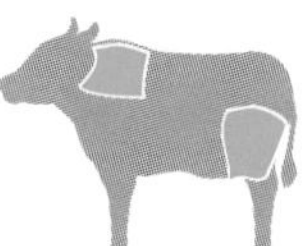

【もも肉】
男性80g 女性60g

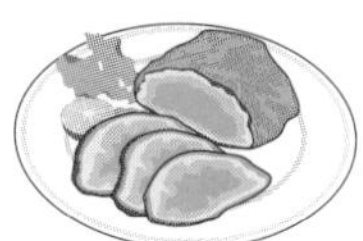

【ロース】
男性80g 女性60g

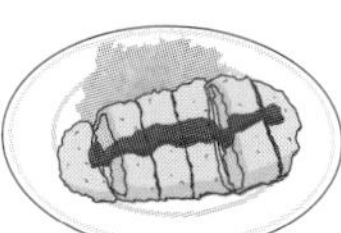

豚肉

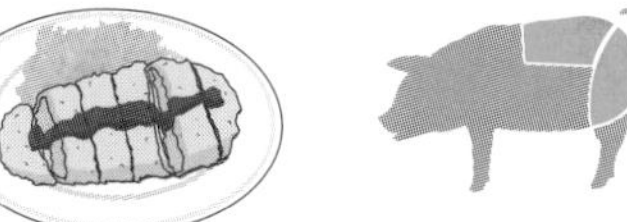

【もも肉】
男性120g 女性80g

【皮付きむね】
男性80g 女性60g

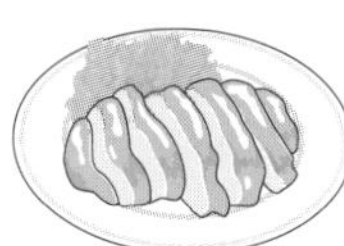

鶏肉

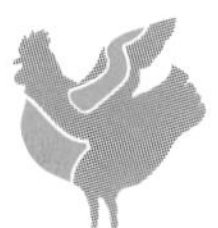

【手羽皮付き】
男性80g 女性60g

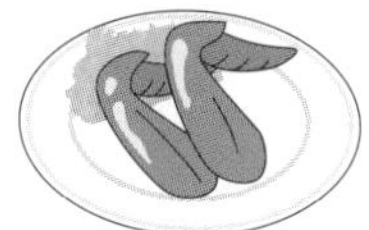

納豆

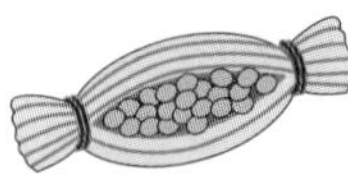

男性２パック
女性1.5パック
（１パック40gの場合）

鶏卵

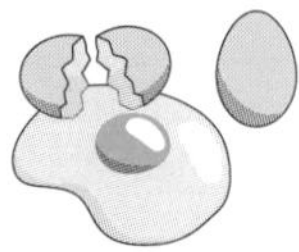

男性２個
女性1.5個

豆腐（木綿）

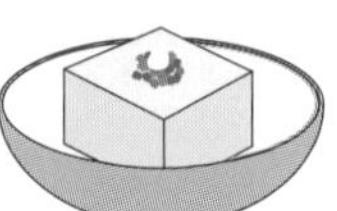

男性200g
女性150g
（１丁は約400g）

さんま

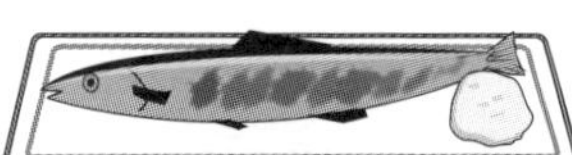

男性2/3尾
女性1/2尾

しゃけ

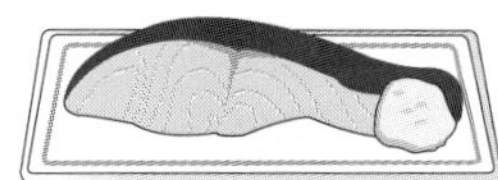

男性1.3切れ
女性１切れ

5～2個になります。

カロリーという観点だけで見た場合は、これでも問題はありません。

しかし、納豆2パック、卵2個という食べ方をする人はあまりいないと思います。

その場合は、納豆と卵を1食で両方摂取し、量をそれぞれ半分にすると良いでしょう。

③脂質…植物油・マヨネーズなど

【男性】　1日160キロカロリー
【女性】　1日80キロカロリー

脂質は肉、魚、大豆、卵（②）や乳製品（⑤）の中にも含まれています。これらに含まれる脂質と、この③を、1日のうちどこかで摂取します。

②と別の項目になっているのは、②がタンパク質がメインなのに対して、こちらは**ほぼ脂質のみ**だからです。

【男性】
1日
160
kcal

【女性】
1日
80
kcal

植物油

大さじ１杯は
14g程度

男性20g
女性10g

マヨネーズ

NET
10g

男性20g
女性10g

ドレッシング

NET
10g

男性40g
女性20g

（種類により変わるので目安）

④食物線維・ビタミン・ミネラル…野菜

【男女共通】　1日80キロカロリー

3食とも摂取します。**緑黄色野菜・淡色野菜**などを色々とり合わせ、できるだけ種類を多くして、複数の野菜を少しずつ、多種類とるのが理想です。

80キロカロリーは**生野菜にすると300グラム**に相当するので、1食100グラムくらいの摂取が望ましいです。

もっとも、300グラムの生野菜というと、食卓に上がる量としてはかなり多いです。コンビニで売られている一般的な生野菜サラダの多くは100グラム程度ですが、これを毎食食べるのは難しいでしょう。ただ、野菜は火に通すと見た目の量が大幅に減って食べやすくなるので、火に通してもかまいません。

また、野菜は摂取のしかた次第で、**太らせホルモン（インスリン）を多く出ないようにできる**ので、不足しないようにしたいものです（100ページ参照）。

なお、野菜とはいえ、イモやかぼちゃなど、糖が多いものもあるので、注意してください。

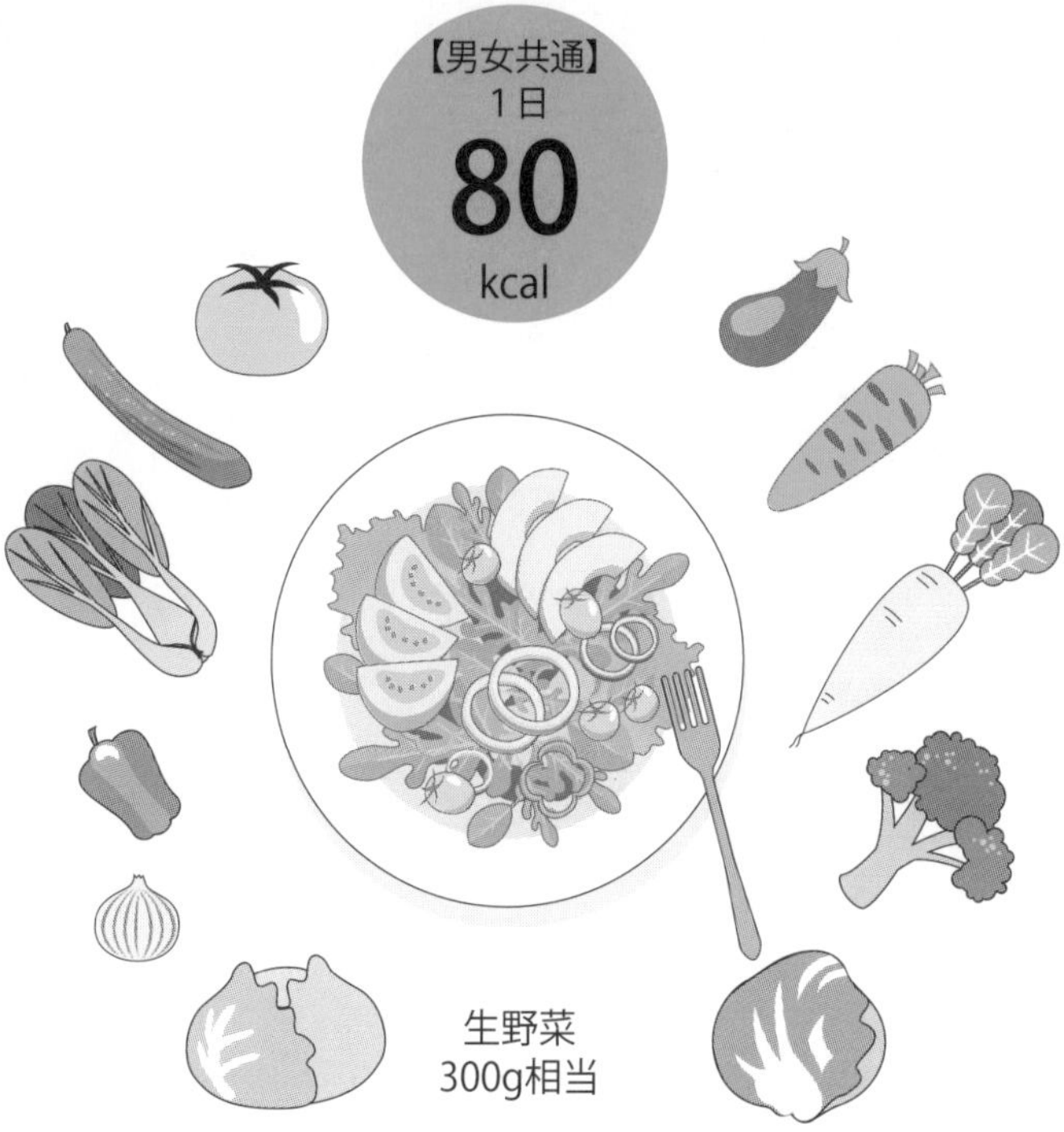

【男女共通】
1日
80
kcal

生野菜
300g相当

コンビニなどのサラダはパッケージにグラム数が書かれているので、それを参考に選んでください

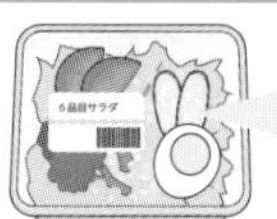

多くは
100g程度

海藻などは別

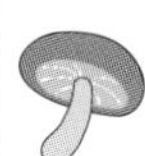

海藻・きのこ・こんにゃくは、上記とは別に、どれだけ摂取してもいい

【要注意】糖が多い野菜

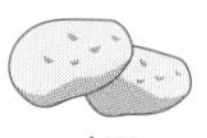

イモ

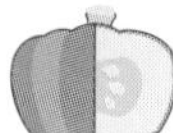

かぼちゃ
（107ページ参照）

⑤糖（乳糖）・タンパク質・脂質…乳製品（牛乳・ヨーグルトなど）

【男性】　1日160キロカロリー
【女性】　1日120キロカロリー

1日のうちどこかで摂取します。間食でも良いです。

乳製品には、カルシウム、タンパク質、脂質、炭水化物、ビタミンが多く含まれています。

1日のうち2回程度に分けて摂取するのが良いでしょう。

【男性】
1日
160
kcal

【女性】
1日
120
kcal

牛乳

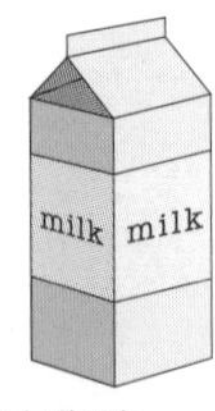

コップ1杯
200ml程度
140kcal

有脂肪
240mℓ（男）
180mℓ（女）

無脂肪
480mℓ（男）
360mℓ（女）

ヨーグルト

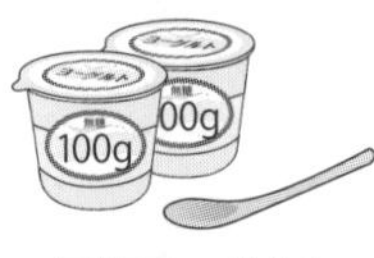

無糖ヨーグルト
男女とも1.5〜２個

⑥糖（果糖）・ビタミン・ミネラル…果物

【男女共通】1日80キロカロリー

1日のうちどこかで摂取します（間食でも可）。果物はビタミン、ミネラル、食物繊維を多く含んでいるため摂取したほうが良い反面、糖が多いので、摂取しすぎには注意してください。何度かに分けて摂取すると、インスリンの量を抑えられ、太りにくくなります。

【男女共通】
1日
80
kcal

みかん
普通サイズ
2個

りんご
普通サイズ
半分

いちご
大きめのもの
15粒程度

バナナ
モンキーバナナ
2本程度

キウイ
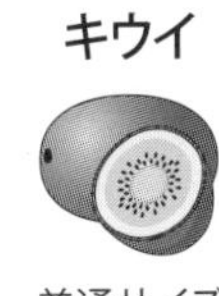
普通サイズ
1.5個

桃
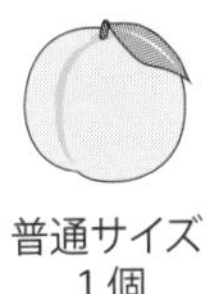
普通サイズ
1個

スイカ
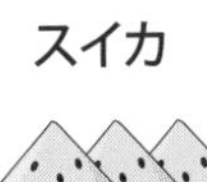
カットスイカ
3個程度
（皮・種子を含む）

ブドウ
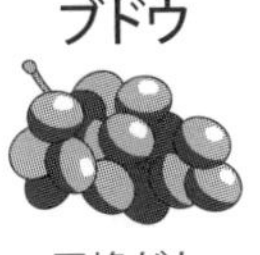
巨峰だと
15粒程度
（皮・種子を含む）

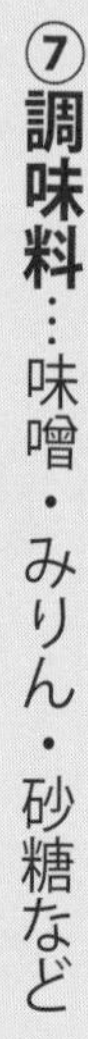

⑦調味料…味噌・みりん・砂糖など

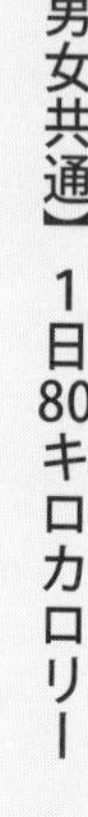

【男女共通】　1日80キロカロリー

1日のうちどこかで摂取します。

なかでも砂糖は注意が必要です。たくさん摂取すると糖の摂取量が多くなってしまうので、他の調味料も組み合わせて計80キロカロリーにすると良いでしょう。

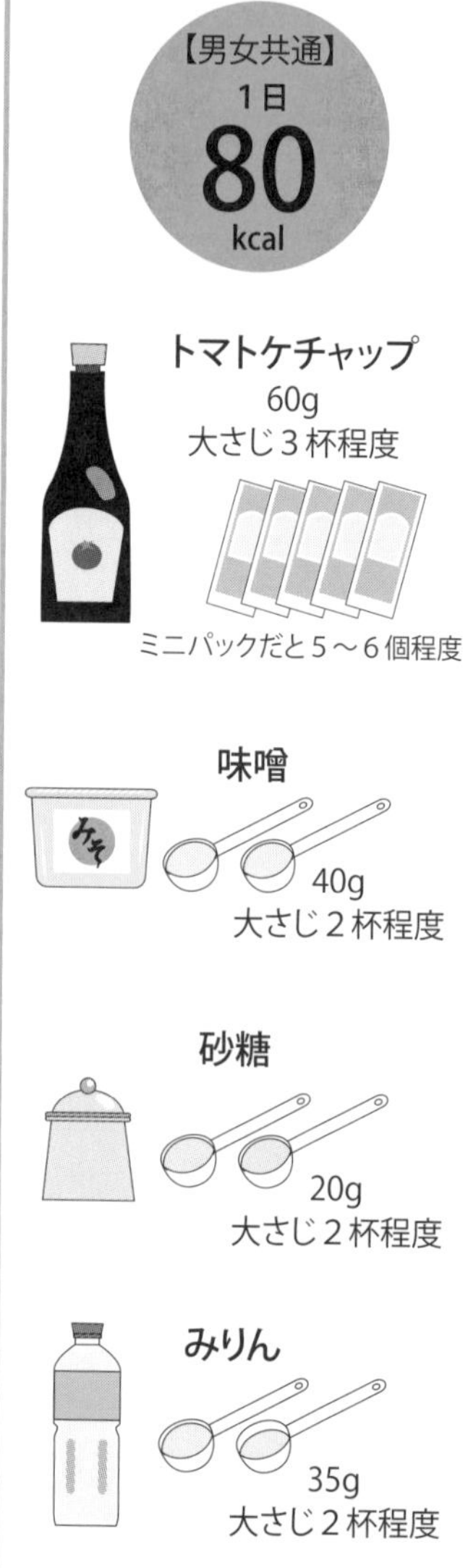

⑧その他…嗜好食品・アルコールなど

【男女共通】菓子類やつまみも含めて1日200キロカロリーまで

好きなものでかまいません。

ただし、糖が多い菓子類を毎日食べると当然やせにくくなるので、注意が必要です。

間食もしないしアルコールも飲まない人は、この200キロカロリーをタンパク質に追加して、かつ筋トレなどをすればよりやせやすくなります。

【男女共通】
1日
200
kcalまで

ビール

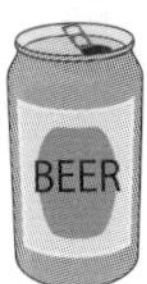

350ml
1.4缶

糖が多い菓子

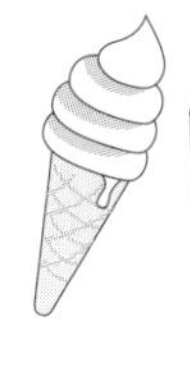

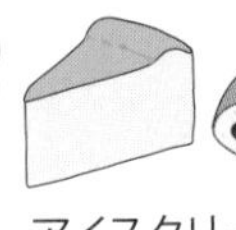

アイスクリーム
ケーキ
あんパン
など

糖が少ない菓子

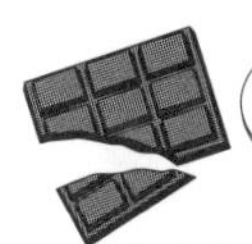

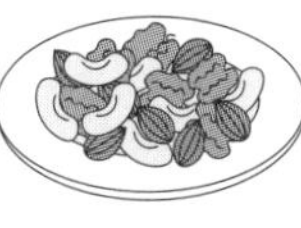

高カカオのチョコレート
無塩のナッツ
など

※メーカーや商品によってカロリーが大きく違うので、パッケージに書かれた数字などを参考にしてください。

食品のカロリーの調べかた

ここまでに書いたもの以外にも、食品は無数にあります。

みなさんにはそれぞれ好物もあることでしょう。それらを我慢することなく、栄養価的に問題ないように摂取するにはどうすればいいでしょう?

本書だけではとても書ききれないので、ここでは参考になりそうなものをご紹介します。

筆者は『糖尿病食事療法のための食品交換表』という本を利用しています。筆者は糖尿病ではありませんし、タイトルに「糖尿病」とありますが、一般の方でも十分参考にできる本です。

栄養やカロリーについて書かれた本は数多く出版されているので、もしお手元に別の本があるなら、それを利用してください。分かりやすいホームページをブックマークしてもいいでしょう。

参考例：「あすけん」カロリー計算　https://www.asken.jp/calculate

12 「かわりに食べる」ときに気をつけること

毎日の生活の中で、「ごはんのかわりに麺類・パンを食べる」というようなことは日常茶飯事でしょう。しかし、**すべての食品が「他の食品のかわりになる」わけではありません**。

「ごはんを食べないかわりにパンを食べる」は問題ありませんが、**「ごはんを食べないかわりに肉を食べる」は、意味がないばかりか、有害ですらあります**。

なぜでしょう？

「ごはんのかわりにパンを食べる」のは、炭水化物同士で食品を交換しているので、栄養バランスは崩れません。**同じ栄養素内の食物同士を交換するのであれば問題ない**のです。

しかし「ごはんを食べないかわりに肉を食べる」のは、摂取カロリーは同じだとしても、炭水化物とタンパク質という、異なる栄養素の食品を交換しているので、栄養バランスが崩れてしまいます。

「肉のかわりに魚を食べる」にすれば、同じタンパク質同士の交換になるので、栄養バランスは保たれます。「かわりに食べる」ときは、**必ず同じ栄養素の仲間から交代選手を選ぶようにしてください。**

ポイントまとめ

★食品を8つに分け、どれも不足しないようにするのが理想
★食品の栄養素を考え、それぞれ摂取するようにする
★嗜好食品は、アルコールも含め200キロカロリー程度にする
★「かわりに食べる」場合は、必ず同じ栄養素の中でかえる

13

1日の食事の例

ここまで細かい数値を見てきましたが、実際の食事のときは、いくつもの食材を使った料理を摂取することになるので、細かい数字なんて考えないと思います。なので参考までに、筆者が実践している具体的な1日の食事例を紹介します。

筆者は身長177センチ、体重約72キログラムでよく運動をします。

炭水化物（主食）…320キロカロリー
タンパク質（おかずなど）…160キロカロリー
食物繊維（野菜）…27キロカロリー

これを3食とも摂取します。この他、乳製品や果物などを摂取して栄養バランスをとります。ほかドレッシングや間食など、合わせて約2200～2400キロカロリーになります。

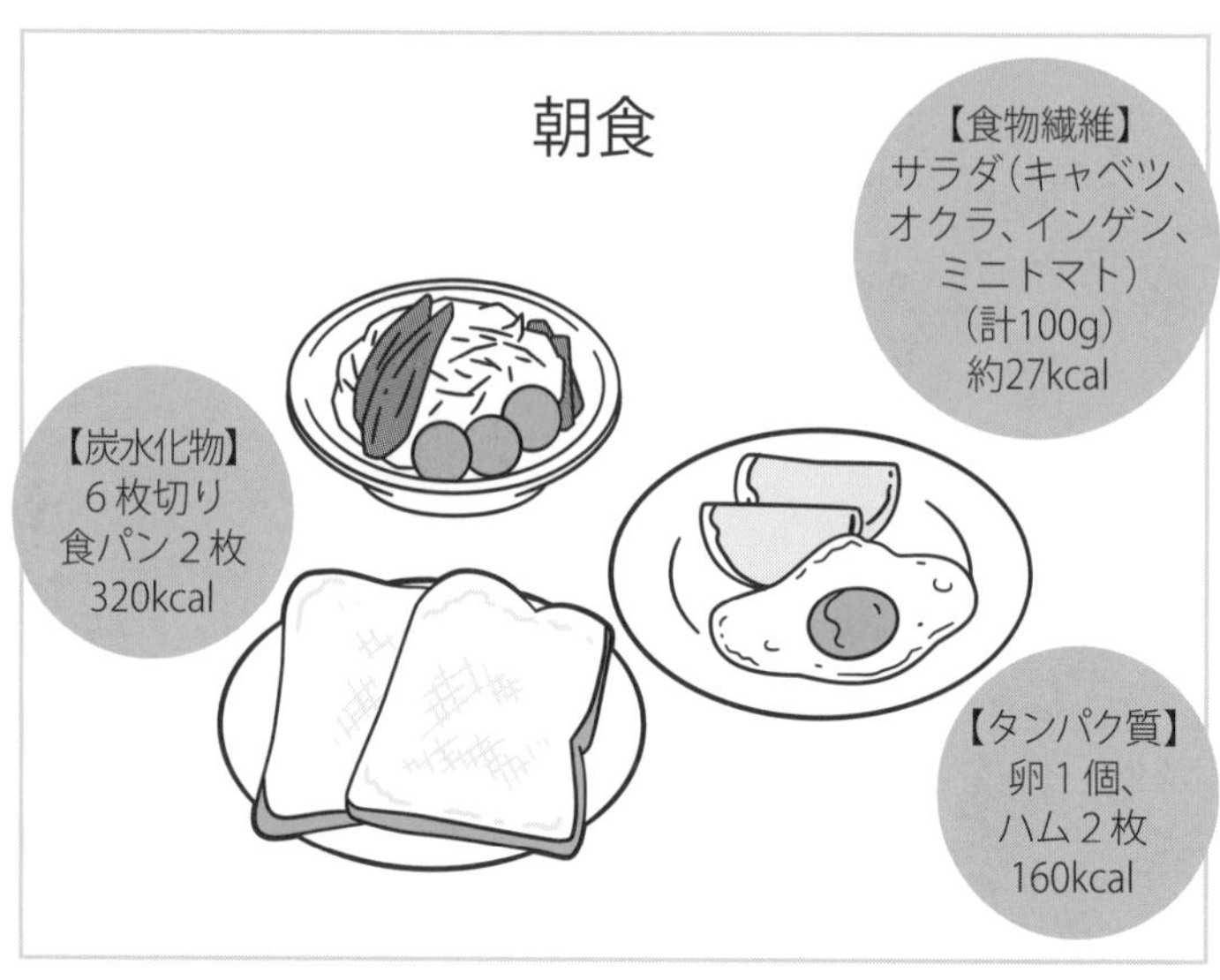
朝食
【食物繊維】
サラダ（キャベツ、
オクラ、インゲン、
ミニトマト）
（計100g）
約27kcal
【炭水化物】
６枚切り
食パン２枚
320kcal
【タンパク質】
卵１個、
ハム２枚
160kcal

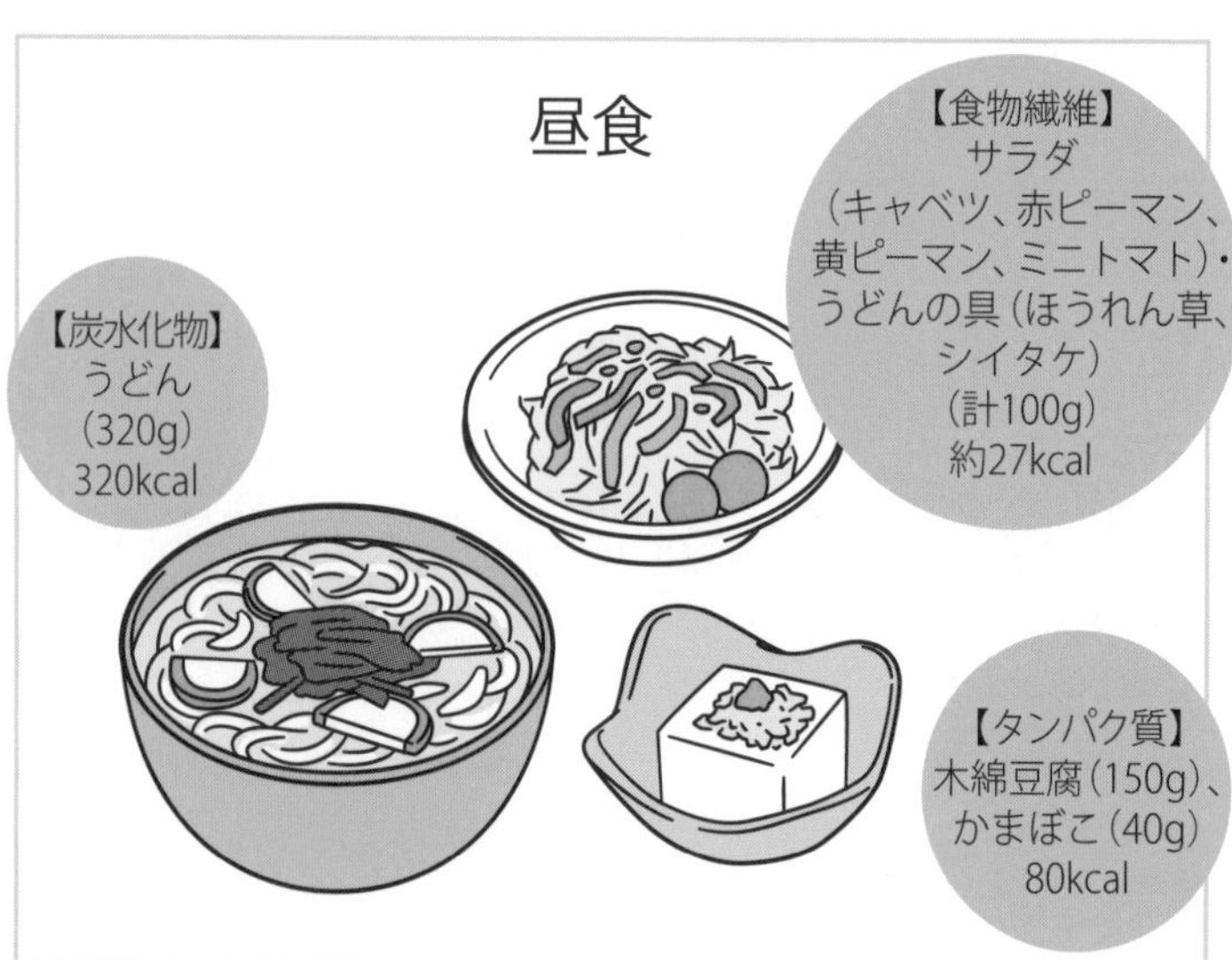
昼食
【食物繊維】
サラダ
（キャベツ、赤ピーマン、
黄ピーマン、ミニトマト）・
うどんの具（ほうれん草、
シイタケ）
（計100g）
約27kcal
【炭水化物】
うどん
（320g）
320kcal
【タンパク質】
木綿豆腐（150g）、
かまぼこ（40g）
80kcal

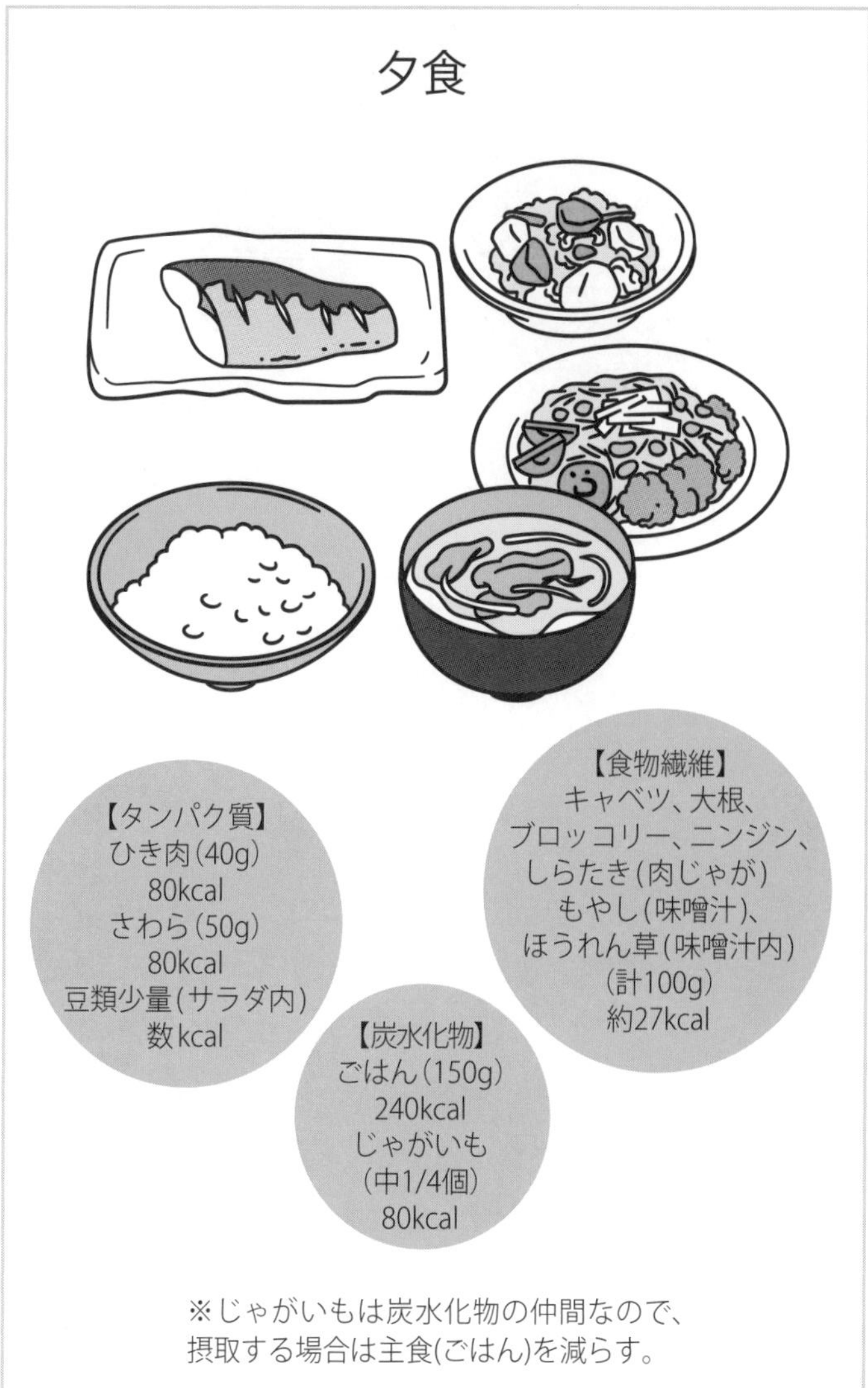
夕食
【タンパク質】
ひき肉(40g)
80kcal
さわら(50g)
80kcal
豆類少量(サラダ内)
数kcal
【炭水化物】
ごはん(150g)
240kcal
じゃがいも
(中1/4個)
80kcal
【食物繊維】
キャベツ、大根、
ブロッコリー、ニンジン、
しらたき(肉じゃが)
もやし(味噌汁)、
ほうれん草(味噌汁内)
(計100g)
約27kcal
※じゃがいもは炭水化物の仲間なので、
摂取する場合は主食(ごはん)を減らす。

デザート

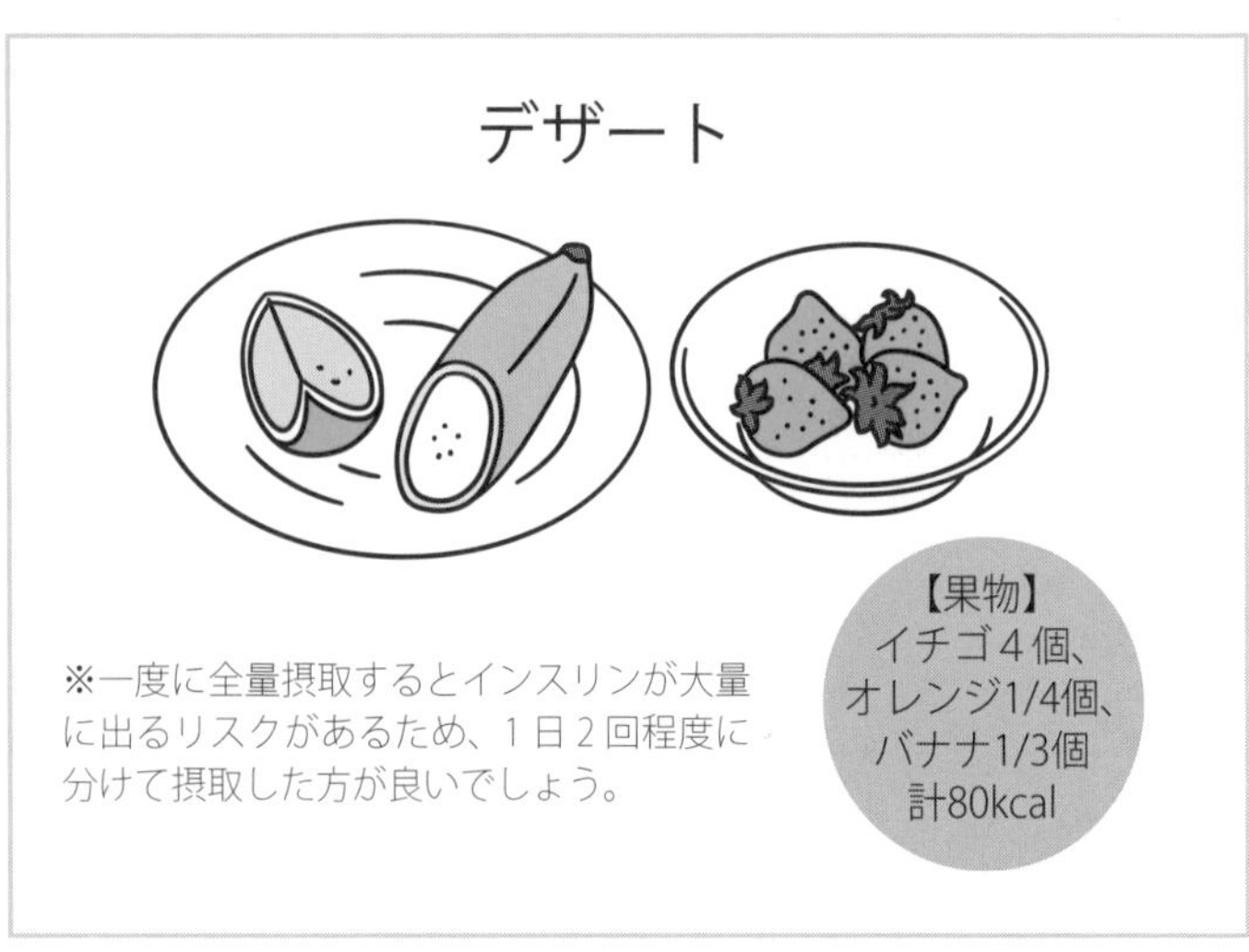

※一度に全量摂取するとインスリンが大量に出るリスクがあるため、1日2回程度に分けて摂取した方が良いでしょう。

ドリンク・ヨーグルト

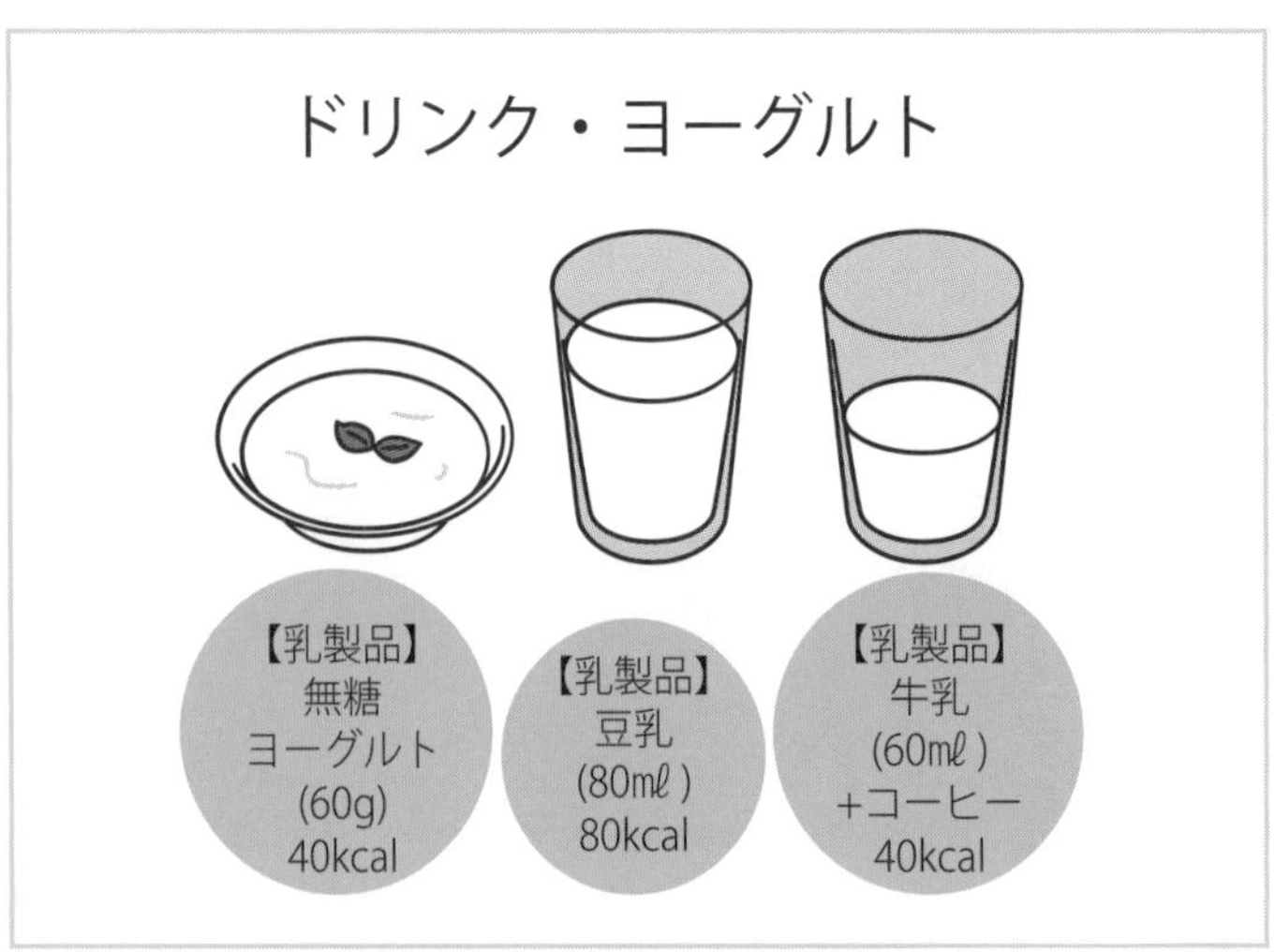

※有酸素運動をしない場合、この食事例は糖が過剰になるので注意してください。

14

食べ方の工夫で内臓脂肪はつきにくくなる

何を食べるかは重要ですが、どのように食べるかも重要です。

食べ方を工夫すれば、内臓脂肪をつきにくくすることができます。「太らない食べ方」をいくつか紹介します。

●「太らない食べ方」の基本

太らないためには、太らせホルモン（インスリン）を急に大量に出させなくすることが必要です。

このことをより細かく書くと、次の2つになります。

①血管の中の糖の量を急激に増やさない
②血管の中の糖の量を過多にしない

①は、前に出てきた**「太らせホルモンスパイク」**のことです。これは早食いしないこと、空腹時に糖ばかり摂取しないことなどにより実現できます。

②は、指定されたカロリー内での糖の量が60％を超えないようにすることです（64ページ）。それができれば、インスリンが余分に出ないので、太りにくくなります。

●「野菜を先に食べると太りにくい」は本当か？

「野菜を食事の最初に食べたほうが良い」という説は有名です。この説は肥満とも関連するので、少し考えてみましょう。

結論を言うと、**「野菜を最初に食べると太りにくい」は正しい**です。

なぜでしょう？

①
ろ紙
ろうとにろ紙を
セットしてから
水を流す

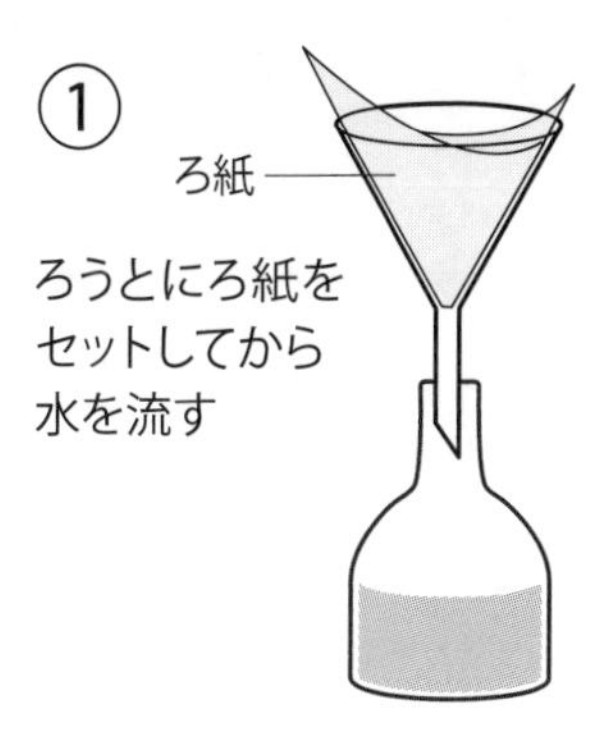

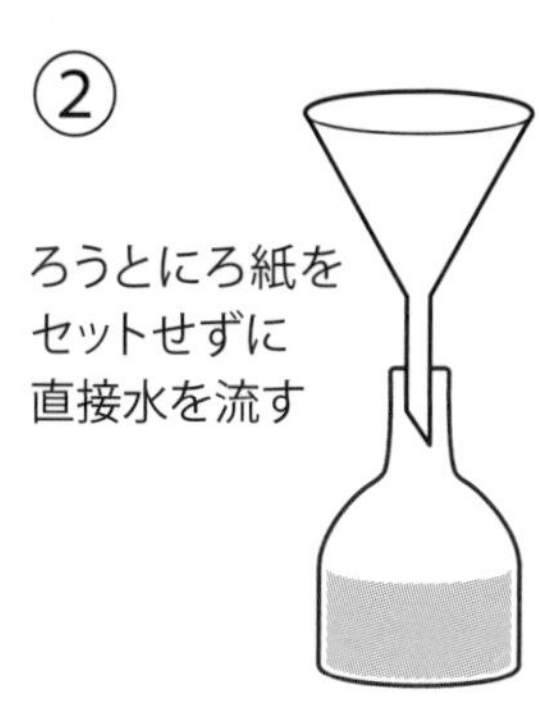

胃が空っぽの状態で糖だけを摂取すると、糖はすぐに胃から小腸へ移動して吸収され、あっという間に血液中の糖の量が多くなります（血糖値スパイク）。

その結果、太らせホルモン（インスリン）が一気に大量に出ます。そうなると、摂取した糖すべてを燃料として使うのが難しいため、余ってしまい、それが蓄積されて太ります。つまり、**「太らせホルモンスパイク」**が起こり、太ります。空腹時に糖を単体で摂取することは、一番の太る原因になるのです。

それでは、糖や炭水化物の前に、胃から小腸への移動に時間がかかるものを先に摂取したらどうなるでしょう？

ろうとと、ろ紙をセットしたろうとを思い浮かべてください。上図の①②のうち、水が勢いよく流れるのはどちらでしょう。

当然②です。

①は水の流れがろ紙に邪魔される分、水はゆっくり流れます。

糖＝水、野菜＝ろ紙とすると、野菜を先に、あとで糖を食べるということは、ろ紙をセットしてから水を流すのと同じことになります。

糖が胃から小腸にすぐに移動するのを野菜（の中の食物繊維）が邪魔すれば、糖が少しずつ吸収されるため、「太らせホルモンスパイク」を防げるのです。

ただし、この方法では脂肪が直接燃えることはないので、内臓脂肪も落ちません。内臓脂肪を落とすには、運動して脂肪を燃やすか、糖質制限などで脂肪を燃料として使わせるしかありません。

つまり、野菜を食事の最初に食べることは、**やせるというよりは「太りにくくなる」**というのが正解です。

なお、時間が経つと野菜は胃からなくなります。そのため、野菜を先に食べて時間がたちすぎてから糖や炭水化物を摂取しても、糖の吸収を遅らせる効果はなくなってしまいます。

白米よりも玄米の方が太りにくい

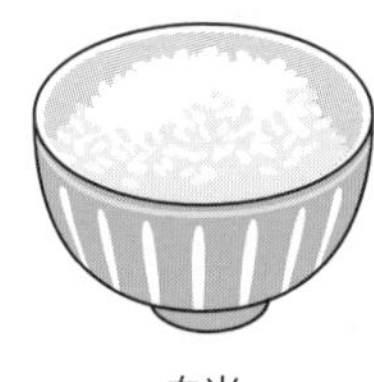
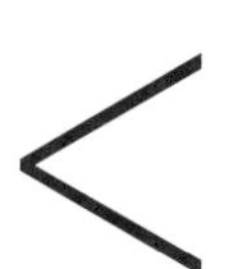
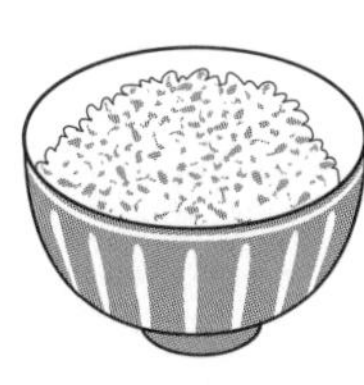

あまり時間を空けないように、**遅くとも10分以内に食べるようにしましょう**。

●白米よりも玄米のほうが太りにくい

「白米よりも玄米のほうが体にいい」というのも、聞いたことのある人は多いでしょう。

ごはん、パン、麺は炭水化物の代表です。

炭水化物とは、**糖・食物繊維**で構成される食物のことです。

食物繊維は、糖の急激な吸収を抑えて、太りにくくしてくれます。そのため、食事のはじめに摂取すると良いのですが、炭水化物には糖と食物繊維が含まれていて、分離して「食物繊維だけを先に摂取する」ということはできません。

それでも、**単体の糖よりも、食物繊維が多く混ざっているほうが太りにくくなります**。

例えば、糖を単体で100キロカロリー摂取するのと、白米で100キロカロリー摂取するのとでは、後者のほうが食物繊維が混ざっている分、吸収がゆっくりになるので太りにくくなります。

同様に、白米と玄米を比較すると、**食物繊維がより豊富なのは玄米のほう**なので、玄米のほうが太りにくくなります。とはいえ、白米でもゆっくりよく噛(か)んでから飲み込めば糖の吸収はおだやかになるため、玄米と同等の効果も期待できます。

ちなみに、りんごを食べるときも、皮ごと食べると、皮の食物繊維のおかげで、糖の吸収がゆるやかになります。

●豚の角煮よりあんドーナツのほうが太る

次の2つの場合、どちらが太ると思いますか?

・あんドーナツ(約400キロカロリー)
・豚の角煮(約700キロカロリー)

豚の角煮よりあんドーナツのほうが太る

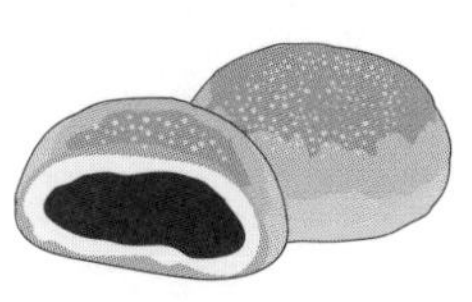

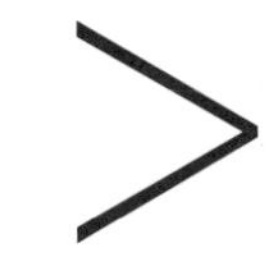

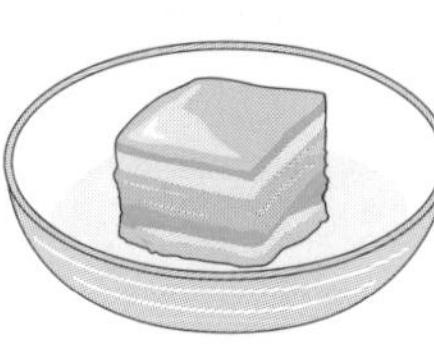

あんドーナツ
（約400kcal）

インスリンの分泌量はあんドーナツのほうが多い

豚の角煮
（約700kcal）

答えは**あんドーナツ**です。

この２つの決定的な違いは、食べたときの**太らせホルモン（インスリン）の出かた**です。

カロリーだけを見ると②のほうが多いですが、インスリンの分泌量は①のほうが圧倒的に多くなります。

あんドーナツは、オーバーに言うと糖のかたまりのようなもので、インスリンが大量に出るため、たいへん太りやすいのです。

逆に豚の角煮は、油のかたまりのようなものですが、糖が少ないのでインスリンがあまり出ず、結果、太りません（豚の角煮に砂糖をたっぷり使う場合は別です）。

ここで強調したいのは、**「食べる時間がないからおにぎりを１個だけ食べる」「菓子パン１個だけ食べる」というような食べ方は、大したカロリーでなくても太る**ということです。

筆者は、糖質制限をおすすめしていません。ですので、糖を積極的に排除する必要はないと考えているのですが、「昼食はあんドーナツ1個だけ」というような食事のしかたは、避けたほうが良いです。そのような、**糖だけを摂取するような食生活をしていると、摂取カロリーが多くなくても太る原因になる**ということを知っておいてください。

総カロリー量は多くても、一般的な食事をして、多品目を摂取し、糖をとりすぎない食事のほうが太らないのです。

●「野菜」にカウントできない野菜もある

よくある間違いは、**「野菜にカウントしない野菜」**があることを知らずに、「野菜はたくさん食べても大丈夫」と大量に摂取してしまうことです。

野菜の中にも糖が多いものがあり、そればかり摂取していると、気づかないうちに糖の摂取量が多くなり、知らず知らずのうちに太っていることもあります。

野菜は大きく左の3つに分けられます。食物繊維が多いという点はすべてに共通していますが、**糖とタンパク質の量に違いがあります。**

86ページで説明した、「1食に100グラム摂取する野菜」は、①を指します。たくさん食べても太りません。

②が要注意の糖が多い野菜で、「たくさん食べても大丈夫」と思うのは危険です。

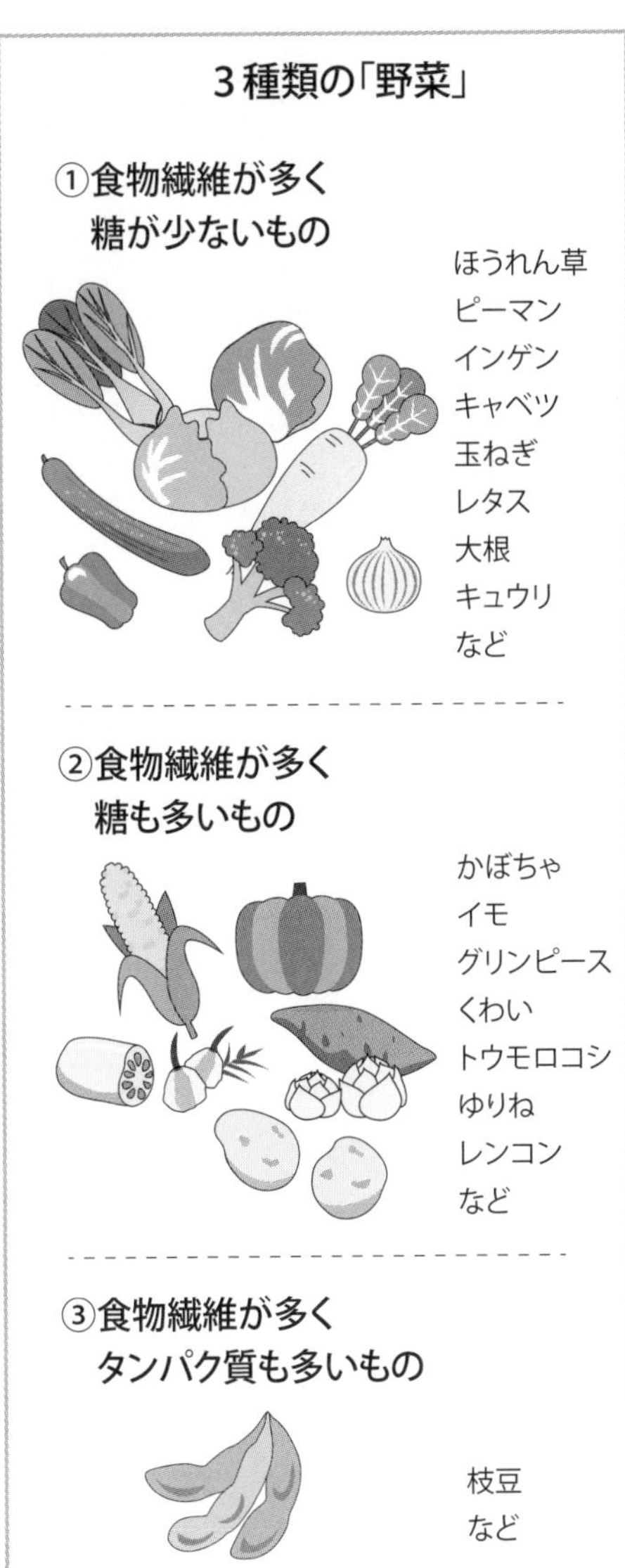

これらは、食品交換表上は「野菜」ではなく「炭水化物」の仲間として載っています。よって、イモやかぼちゃなどを食べる場合は、ごはんとの合計カロリーで考える必要があります。

③の枝豆は、糖のような太り方はしませんが、栄養バランスを考えた場合は**「タンパク質」**としてカウントする必要があります。食品交換表でも「野菜」ではなく「タンパク質」の仲間として載っています。

また、食べ物だけでなく、料理の味付けに砂糖を多く使った場合は、その砂糖によって太らせホルモンが多く出る原因になることもあります。

見落としがちなのは、煮物に使う砂糖です。とくに外食で煮物を食べる場合は、カロリー表示などで、糖がどれくらい入っているか確認できるものを選ぶと良いでしょう。

●タンパク質にカウントされないタンパク質もある

「野菜にカウントされない野菜」と同じように、**「タンパク質にカウントされないタンパク質」**も存在します。

「タンパク質」にカウントされないタンパク質

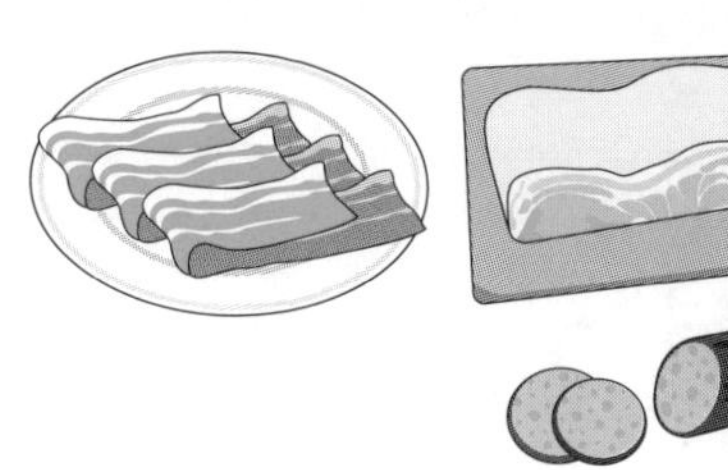

ベーコン
ドライソーセージ
牛バラ肉
豚バラ肉
など

肉類については、タンパク質と分類されることもありますが、ベーコン、ドライソーセージ（サラミ）、牛バラ肉、豚バラ肉などは脂質の含有量が多いため、「タンパク質」ではなく**「脂質」**としてカウントします。

ただし、ショルダーベーコンは脂質が多くないため、普通のベーコンとは違い、タンパク質になります。

●早食いよりも「ゆっくり食い」が太りにくい

食事は、早食いよりもゆっくり食べたほうが、太りにくくなります。

理由は簡単です。

一口一口の量を少なくして、少しずつ体内に栄養素を入れれば、少しずつ吸収されます。すると、太らせホルモン（インスリン)も一気に大量に出ないので、太りにくくなるからです。

また、人は食べ始めてから満腹感を感じるまで、少し時間を要します。早食いをすると、満腹感を感じる前にどんどん食べ物が体内に入るので、必然的に高カロリーになりやすく、太りやすくなるのです。

さらに、よく噛むと脳が活性化することが近年明らかになっています。「ゆっくり食い」の利点は非常に多いと言えます。

●1日2食と3食ではどちらが太る?

インターネットなどでは、「朝食抜きでも太らない」「1日3食ではなく2食にしても太らない」という情報と、「朝食抜きだと太る」「1日3食ではなく2食にしたら太る」という、真逆の情報をどちらも見かけます。

どちらが正しいのでしょうか?

この答えは、糖質制限をしているかどうかで変わります。

正解は次の通りです。

・糖質制限をしていない人…1日2食だと太る
・糖質制限をしている人…1日2食でも太りにくい

まずは、糖質制限をしていない、一般的な食事をしているケースで考えてみます。

1日の総カロリーが同じ場合、2食にすると、空腹時間が長くなるため、空腹を強く感じます。また、1食あたりの糖の量が多くなります。

つまり、空腹を強く感じているときに大量の糖を摂取することになるので、太らせホルモンスパイクを起こしやすくなってしまいます。さらに空腹だと早食いをしやすくなってしまい、太らせホルモンスパイクのリスクがさらに高くなってしまいます。

1日3食をしっかりとって、空腹時間が長くならないようにし、かつ1回の食事量を少なくしたほうが太りにくいのです。


ちなみに、糖質制限をしている場合はどうでしょう?

長時間空腹であっても、次の食事で糖が体内にほとんど入らないため、食後の血液中の糖の量は空腹時とそれほど大きく変わりません。その結果、血糖値スパイクも太らせホルモンスパイクも起きにくくなるので、1日2食でも太る原因になりにくいと言えます。

もし1日2食にするならば、糖質制限をすることが、太らないための条件になります。

●1日3食と5食、太りにくいのはどっち？

では、1日3食を5食に増やして、1回量をさらに少なくすればもっと良いのでしょうか？

答えは「△」です。

もし本当にできるのならば「◎」ですが、実際に1日5回も食事をするのは、現実的に難しいという人が多いでしょう。

筆者は何人かの患者さんに試してもらいましたが、1日5食にしても、1食の量がつい3食のときと同じか、それに近い量になってしまうことが多いようでした。それでは、摂取カロリーが本来必要な分よりも増えてしまいかねないので、良いとは言えません。1回の量を減らすというのも、意外に難しいものなのです。

よって、**普段通りの1日3食が最善**だと思います。

なかには「食事回数が多いと内臓が休めない」という人がいますが、実際は、**回数の多さよりも一度の量の多さのほうが内臓の負担に関係します**。

膵臓（すいぞう）という、太らせホルモン（インスリン）を出す臓器などは、一度にたくさん働かせるのが一番の疲弊の原因になります。少ない仕事が小刻みであるほうが疲弊しないのです。

15 食べすぎていないのに太ってしまう人の食習慣

患者さんの中には、「食べすぎていないのに太る」という人もいます。

このケースで多いのは、次のような食生活です。

①空腹時に甘いものだけを摂取する習慣がある
②糖や炭水化物が食事のメインになっている
③よく噛まない

①の場合は、糖の吸収を遅らせる野菜などを先に摂取したほうが良いです。
②のような人は多いのではないでしょうか。よくあるのは、「時間がないときの食事はおにぎり1個」「朝食は菓子パン1つ」「小腹がすいたら飴をなめる」などです。
このような食習慣は、**糖質制限ダイエットとはまったく逆**で、糖や炭水化物を中心に摂取していると言えます。野菜もタンパク質も不足していて、吸収が速く、かつ太らせホルモン（インスリン）を出させるので、**「そんなに食べてないのに太りやすい」**のです。

この場合も①と同じく、糖の吸収を遅らせるものを先に摂取したほうが良いです。
③については、109ページで書いた通りです。よく咀嚼（そしゃく）すれば糖が少しずつ吸収されるため、太らせホルモンも一気に出なくなり、太りにくくなります。

16 糖との上手な付き合い方

ここまで見てきたように、糖の摂取については注意する必要があります。

とはいえ、「糖を制限したくない」という人も多いと思います。糖は燃料として即効性があり、とくに筋肉と脳は糖を欲しがるので、「糖質制限をすればやせるけど、体が円滑に動かない、頭が働かない」となる可能性があります。

糖をとって、なおかつ太らないようにすることはできるのでしょうか？

これは、ここまで読み進めてきた読者の方ならお分かりでしょう。

太らないように糖を摂取することは可能です。糖を総カロリーの60％以内におさめる、糖の吸収を遅らせる野菜などを先に摂取する、一口を少なめにしてよく噛むなどは、細かいことですが確実に効果があるものなので、ぜひ実行してみてください。

そして、糖と上手に付き合っていってください。

ポイントまとめ

★太らせホルモン（インスリン）を一度に大量に出させない食べ方をすれば太りにくくなる

★太らない食べ方は…

・多種類の野菜を食事の最初に摂取する
・空腹時に糖だけを摂取しない
・糖や炭水化物の摂取量が過多にならないようにする
・早食いせず、ゆっくり食べる
・1日3食（糖を摂取する場合）

★食品についての考え方

・白米より玄米のほうが太りにくい
・あんドーナツより豚の角煮のほうが太りにくい
・かぼちゃ・イモなどは「炭水化物」と考える

・枝豆は「タンパク質」と考える
・ベーコン・バラ肉などは「脂質」と考える

★食べすぎていないのに太る人の特徴は…

・空腹時に甘いものを摂取する習慣がある
・糖や炭水化物が食事のメインになっている
・よく噛まない

★糖をとって、なおかつ太らないようにすることはできる。
糖と上手に付き合っていこう

甘いものに関するよくある勘違い

ここまでに紹介した通りの食事ができたとしても、甘いものを摂取して太ってしまう人もいます。

甘いものに対する勘違いを理解しないと、内臓脂肪が落ちなくなるばかりか、不健康になってしまうことがあるため、ここで「甘いものに関するよくある勘違い」について説明します。

●甘いものを食べないと低血糖になる？

一部には「甘いものを食べないと低血糖になってしまって、かえって危ないから」といって、甘いものを食べる人もいます。

これは、甘いものに関する勘違いの代表的なものと言えます。

低血糖とは、体内に必要な糖が不足する状態のことで、冷や汗・動悸（どうき）・震え・めまい・強い空腹感などの症状が出ます。

このような症状が出る原因は、糖が足りないからでしょうか？
実は**低血糖は、糖が足りない時ばかりではなく、多すぎる時になることもある**のです。

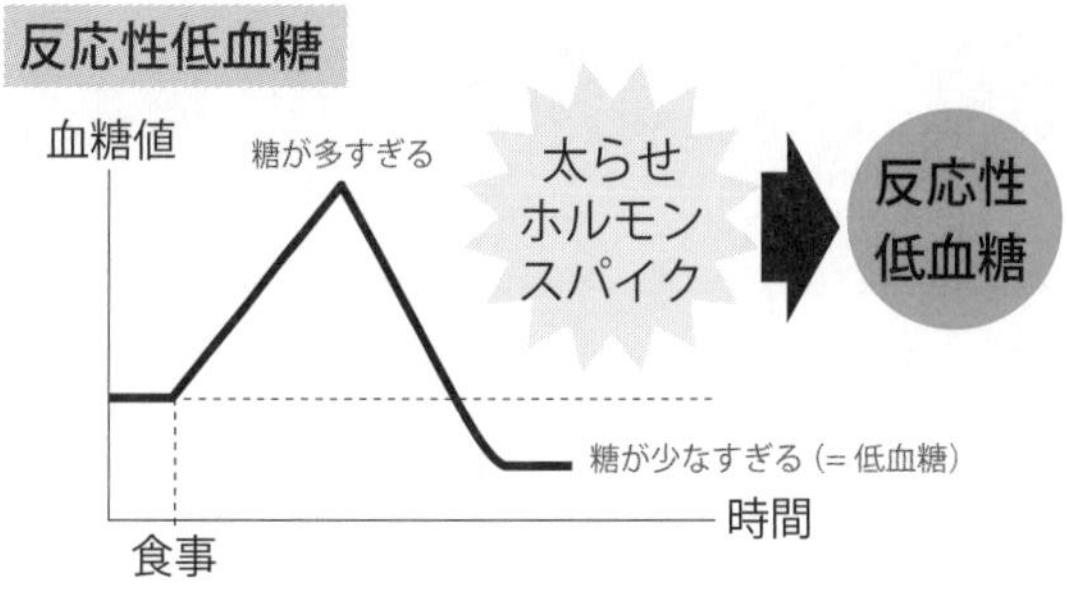

反応性低血糖

甘いものによって引き起こされる低血糖は、専門的には**「反応性低血糖」**といいます。甘いものが多すぎると、血糖値を下げるために太らせホルモン（インスリン）も大量に出るため、血糖値を下げすぎてしまう現象です。

そうなったら、甘いものを控えめにしなければなりません。もし「自分が低血糖なのは甘いものが足りないからだ」と勘違いして、甘いものを積極的に摂取したら、逆効果になってしまいます。

また、似たような例で、「早食いでがっつり食べてから1～3時間後に、異常な空腹を感じる、または無性に甘いものが食べたくなる」という場合も、反応性低血糖が強く疑われます。

この状態を「食べた量が少なかったからだ」と考える人もいると思います。
これも勘違いで、早食いにより大量の燃料が一気に体内に入ることで、やはり反応性低血糖が起き、異常な空腹を感じるというのが正解です。食事量が多すぎたことと早食いが原因で低血糖になっているので、食事量を減らしてゆっくり食べれば、異常な空腹を感じることはないのです。

「甘いものを食べすぎると低血糖になる」という、一見矛盾したようなことが本当に起こるので、このことはぜひ知っておいてください。

このような反応性低血糖の現象は、糖尿病の一歩手前の人や、糖尿病の初期の人に多いです。低血糖になると異常な空腹感を感じたり、冷や汗をかいたり、動悸がしたり、色々な症状が出ます。その状態を「甘いものが足りないから低血糖になるんだ」と思い込んで、さらに甘いものを摂取する習慣を続けたら「不健康の悪循環」が完成してしまいます。
このような人は、甘いものばかり食べる習慣を変えないと、内臓脂肪がどんどん蓄積していくうえに、糖尿病を発症するリスクも非常に高くなります。

●甘いものを食べると脳が活性化する？

甘いものに関しては、「甘いものを食べると脳が活性化する」ということもよく言われます。「脳のメインの燃料は甘いものなどに含まれる糖で、頭を使うときは糖の必要量が多くなるから、糖をたくさん摂取すればいい」と思う人が多いようです。

残念ながらこれも勘違いです。

理由は、糖を大量に摂取すると、**糖を脳に配ってくれるインスリンの働きが悪くなるため**です。**甘いものを食べると頭の働きを妨げる**というのが本当です。

糖の摂取量として適当なのは総カロリーの60％程度までですが、実際はこれ以上に糖を摂取している人は非常に多く、そのために太っています。この状態でさらに糖を摂取すると、糖がますます過剰になり、インスリンも過剰になります。

インスリンが過剰になると、「**インスリン抵抗性**」といって、インスリン本来の働きを弱めてしまい、脳が活性化しなくなります。また、内臓脂肪が多い人ほどインスリン抵抗性が強くなることも分かっています。

「甘いものを食べると脳が活性化する」という人は、甘いものが好きなため、自分に都合よく解釈してしまっているだけだと考えられます。

余談ですが、インスリン抵抗性はがんや認知症とのかかわりが深いことも最近の研究で明らかになっています。インスリン抵抗性により糖が脳に効率よく運ばれにくくなるためですが、その状態が続けば認知症の原因になることは何となく想像できると思います。

糖は体にとって非常に重要なものですが、余らせてしまうと非常にこわいものなのです。摂取するのは総カロリーの60％程度にして、運動をすることが、健康になるためにはきわめて重要です。

18 脳を活性化させるために本当にやるべきことは？

では、脳を活性化させるために本当にやるべきことは何でしょう。
インスリンが糖を脳に配る力を強められれば脳が活性化します。
つまり、**インスリン抵抗性を改善させれば良い**のです。
具体的な行動としては次の3つです。

- **甘いものを摂取しすぎない…甘いものがインスリン抵抗性を引き起こしてしまうため**
- **内臓脂肪を減らす…内臓脂肪自体がインスリン抵抗性の原因になる**
- **運動をする…運動自体がインスリン抵抗性を改善させる**

残念ながら、楽をして脳を活性化させることはできません。

糖をやみくもに体内に入れるのではなく、利用できるようにしないと、脳は活性化しないのです。

ポイントまとめ

★「甘いものを食べないと低血糖になる」は勘違い。「甘いものを食べるから低血糖になる」が正解

★食後の低血糖は「反応性低血糖」である可能性が非常に高い。繰り返すと内臓脂肪が蓄積し、糖尿病発症リスクが高まる

★頭を使うときに糖の必要量が多くなるのは事実。しかし、普通の食事をしている人なら糖は十分足りる

★脳を活性化させたいのなら…

・糖を摂取しすぎない
・内臓脂肪を減らす
・運動をする

3章

内臓脂肪が落ちる運動

1 健康のためには、やはり運動は必要

筆者の働く医院に足を運ばれた方と話をしていると、「運動すると疲れるから」「運動が苦手だから」などの理由で、「運動せずにやせたい」という人がいます。

たしかに、運動をしなくても、糖質や必要以上のカロリーを制限すれば、短期間でやせることも可能です。とはいえ、**食べずに体重を落とすだけでは健康を損ねてしまう**ことはお分かりいただけるでしょう。

私たちの体は、食べたもので出来て、機能しています。必要なものを必要な量食べないでいると、体の機能を、ひいては健康を損ねるおそれが出てきます。

健康はとても大切です。とくに中年以降になってくると、一度体調を崩した後、食べ始めればすぐに体調が戻るというわけではありません。若い頃と違い、**一度失った健康を取り戻すのには相当の時間が必要になり、場合によっては元に戻らないおそれさえあります**。

また、運動を併用することで色々な病気も予防できるため、筆者は**運動しないダイエットはおすすめしません。**

健康を維持しつつ内臓脂肪を落とすことが必要です。そしてそのためには、**「栄養→運動→休養」のサイクルを循環させることが大切なのです。**

本章では、健康を維持しつつ内臓脂肪を落とすことのできる運動もご紹介します。

2 運動の目的に合わせた目標をつくろう

みなさんが運動する目的は、色々あると思います。

①健康のため
②スタイルをよくするため
③マッチョになるため

若い人は②か③が多く、40代以降になると①が多いようです。

③の「マッチョになるため」が目的の場合は、食事の栄養配分と運動方法が特殊なものになります。これはボディビルダーなどは得意ですが、一般の人が真似をするのは難しいと思います。

本書を手にとった方には、①の「健康のため」が目的の方が多いでしょう。本書の目標もそこにあるので、ここで**「健康を目的とした運動」**として、次のような目標を立てたいと思います。

> **・健康を維持・増進する**
> **・運動をして内臓脂肪を落とす**

「筋肉をもりもりにする」よりも「若い頃のように元気に動けていた状態を維持したい」「バランス感覚を良くしたい」「高齢になっても転ばないようにしたい」という人には、これから紹介する運動法がぴったりです。

3 無理な運動をしても内臓脂肪はすぐには落ちない

1キログラムの脂肪を落とすには、摂取カロリーよりも消費カロリーを約7000キロカロリー多くする必要があります。これを短期間で実現させるのはとても大変で、一般的な生活をしている人にとっては無理があります。

しかし、もし毎日250キロカロリーずつ、摂取カロリーより消費カロリーを多くすれば、1ヵ月で1キログラムの脂肪を落とせるのです。

「もっと早く効果を出したい」という人もいると思います。しかし、あせりから無茶な運動をしても、すぐに内臓脂肪が落ちることはありません。むしろ**ケガの原因**になってしまいます。「こんなに運動しているのにやせない」と不満を感じてしまう可能性も高く、そうなると運動が続かなくなってしまいます。

無理は長続きしません。最終的な目的に到達するためには、あえてゆっくり進んだほうが効率が良いこともあると、読者の方も仕事などで感じたことがあるのではないでしょうか。とくに運動に慣れていない人・苦手な人は、無理のない範囲の運動から始めて、少しずつ慣らしていきましょう。

4 はじめは1日10分のウォーキングでいい

もともと運動が好きな人なら、ブランクがあったとしても運動が苦にならないと思いますが、そうでない人は苦痛になることもあると思います。

苦痛になる場合は、どんなふうに運動を取り入れたらよいでしょうか。

具体例として、ウォーキングで考えてみます。はじめは短めの10分くらいにします。理由は、それよりも短い時間だと脂肪燃焼量が少なすぎるからです。**脂肪を燃やすなら、10分以上は続けたほうが良い**でしょう。

5 歩数計は必ず使おう

これから運動を始める人も、すでに運動をしている人も、**歩数計は必ず使うようにしてください**。新しく購入しなくても、歩数計の無料アプリがたくさんあるので、それらを利用しても良いです。

歩数計がないと、自分がどれくらい歩いたのか、どのくらい効果があるのかが分かりません。自分の状況や効果を確認できないと、無駄な運動をしてしまいかねません。**効果のある運動をし、着実に成果を上げるには、現状把握は必須です**。

明確な目標や成果があれば、継続してやる気も出ます。そのため、歩数計は必ず身に着けたほうが良いのです。歩行は人の動きの基本であるため、自分の体を総合的に把握することもできます。

歩数計を準備したら、まず自分の普段の1日の平均歩数がどれくらいかを把握します。その歩数より**500～1000歩くらい多く歩く**という目標をもって運動量を増やしていき、それに慣れてきたらさらに500～1000歩増やす、という方法も良いと思います。

ポイントまとめ

★「栄養→運動→休養」のサイクルの循環のために運動は必要
★目的に合わせた具体的な目標を持とう
★はじめは10分程度のウォーキングなど、無理なく続けられる運動から始めて、慣れたら増やしていく
★運動は最低10分続ける
★歩数計は必ず身に着けよう

6 有酸素運動と無酸素運動の違い

それでは、どんな運動をすれば良いのか。
ここではまず、大まかに「運動」にはどのようなものがあるのかを見てみます。

運動には**有酸素運動**と**無酸素運動**があります。
どちらも内臓脂肪を落とすのに効果がありますが、どう違うのかを確認しましょう。

【有酸素運動】
・脂肪を直接燃焼させる
・運動しているときに脂肪が燃焼する
【例】ウォーキング、ゆっくり走る（ジョギング・ランニング）、エアロビクスなど

【無酸素運動】
・脂肪を燃焼しやすくする
・主に運動後に脂肪燃焼効果が出る
【例】ダッシュ、筋トレなど

無酸素運動のひとつであるダッシュは、負荷が強く、長時間持続できず、ゆっくり呼吸する余裕がなく、酸素をたくさん吸い込めません。酸素をほとんど吸えない状態で行う運動、これが無酸素運動になります。

それに対し、有酸素運動の「歩く」では、ダッシュと比べて負荷が弱いため、長時間持続でき、また運動中も呼吸できます。つまり、**有酸素運動は呼吸する余裕がある運動**で、文字通り酸素を吸い込みながら動けるのが特徴です。

よって、「ダッシュ」は無酸素運動で、「歩く」は有酸素運動になるのです。

動きの種類によって有酸素か無酸素かが変わるわけではなく、あくまで**「呼吸する余裕があるかどうか」が判断の分かれ道**です。

また、同じ有酸素運動でも「ゆっくり歩く」「速く歩く」「ゆっくり走る」など、負荷の強さが色々あります。有酸素運動は無酸素運動に比べて負荷が弱い分、長く続けられ、**やればやるほど脂肪を多く燃やせる**という特徴があります。

二刀流がおすすめ

有酸素運動と無酸素運動のどちらか片方のみでも、内臓脂肪を減らすことは可能です。しかし、筆者のおすすめは、以下のような二刀流です。

無酸素運動をしてから…

有酸素運動をする

二刀流をおすすめする理由は次の2つです。

理由①効率が良い

前出のように、**有酸素運動は脂肪を直接燃やします**。

それに対して**無酸素運動は、脂肪が燃えやすくする運動**です。

ということは、無酸素運動をしてから有酸素運動をすれば、脂肪を燃えやすい状態にしてから燃やすということになるので、効率が良いのです。

理由②心肺機能の向上と移動能力低下を防げる

人は、酸素と栄養を体内に取り入れ、心臓を中心に血液循環させて生きています。有酸素運動をすれば、安静時よりも酸素を多く取り込んで肺が運動する（呼吸する）ため、鍛えられます。また、血液を循環させる心臓も多く運動する（拍動する）ため、鍛えられます。

つまり、有酸素運動をすれば、**肺と心臓の両方が鍛えられる**のです。

一方の無酸素運動は、高齢になってからの**移動能力の低下を防止できます**。無酸素運動の代表である筋トレやダッシュを習慣にして、筋力（とくに下半身）が衰えないようにすれば、高齢になっても転びにくく、移動能力も衰えにくくなるため、健康寿命の延伸も期待できます。

有酸素運動と無酸素運動の両方を行えば、両方のメリットが得られます。筆者は欲が深いので、両方のいいところどりをしたいです。おそらく同じ考えの人が多いのではないでしょうか。

●二刀流が難しい場合は有酸素運動だけでもOK

とはいえ、「筋トレみたいな負荷のかかる運動は苦手」という人もいると思います。

無酸素運動が苦手な人は、有酸素運動のみでもかまいません。有酸素運動のみでも効果は出ます。

ウォーキングなら、169ページで紹介している「股関節ウォーキング」がおすすめです。

負荷が少ないように見えても、運動のしかたや時間帯を工夫することによって効率を上げることは十分可能です。

最初からあきらめず、少しずつでいいので、「とりあえず始めてみる」ことが重要です。

8 持病がある人や高齢者は「一刀流」のほうが良いこともある

「二刀流がおすすめ」と書きましたが、持病がある人や高齢者などは、「一刀流」にしたほうが良い場合もあります。

高齢になると、筋トレなどの無酸素運動で強い負荷をかけるのが難しくなってきます。

また、糖尿病、高血圧、脂質異常症（コレステロールや中性脂肪が高い人）などの持病がある人は、脳や心臓などの動脈硬化が進んでいる可能性もあるため、強い負荷がかかる運動を積極的にしないほうが良い場合もあります。

持病がある人や高齢者は、有酸素運動の「一刀流」にすることをおすすめします。

ポイントまとめ

★内臓脂肪を落とすための運動は2つ

・有酸素運動…呼吸する余裕がある、弱めの運動

・無酸素運動…呼吸する余裕がない、強めの運動

★筆者のおすすめは、両方のいいところどりをする二刀流

・無酸素運動→脂肪を燃えやすくする・将来の移動能力低下を防止できる

・有酸素運動→脂肪を直接燃やす・心肺機能が向上する

★「無酸素運動→有酸素運動」の順が効果的

★高齢者や持病がある人は、有酸素運動中心がおすすめ

有酸素運動のしかた

ここで、有酸素運動のしかたについて紹介します。
有酸素運動をすると、糖と脂肪が燃料として使われます。
例として、有酸素運動の代表と言えるウォーキングを考えてみます。

●どれくらいの強度で運動すればいい？

「ゆっくり歩く」
「速く歩く」
「遅めに走る」

この3つは、負荷の強さは違いますが、どれも呼吸しながら動く有酸素運動です。
つまり、どれも糖や脂肪が燃えます。

では、この3つの中で、**「最適な強度の運動」**となり得るのはどれでしょうか？

「速く歩く」「遅めに走る」の2つです。

もし、負荷が強く、かつ酸素もたくさん取り込め、長く続けられる運動があったとしたら、それが「最適な強度の運動」になります。

しかし、残念ながらそのような運動はありません。負荷の強い運動にすると、酸素を少ししか取り込めず長く持続できないし、かといって酸素をたくさん取り込めるように動くと、必然的に負荷の弱い運動になってしまうからです。

よって、**なるべく多く酸素が取り込めて、かつなるべく負荷も強い、中等度の負荷の運動が、脂肪を燃やすのに最適な有酸素運動**になります。

それが、「速く歩く」「遅めに走る」の2つです。より厳密に言うと、「歩く」と「ダッシュ」の中間か、やや弱いくらいの、少し息がはずむ程度の運動になります。

走るのが苦手な人は前者、走るのが苦でない人は後者を選ぶと良いでしょう。

●食後30分～1時間に始める

一般的な食生活のなかで糖を摂取していると、食後の血糖値が上がるタイミングで太らせホルモン（インスリン）が登場します。食後30分～1時間にかけてどんどん増えていき、食後1～2時間頃にピークに達します。

狙い目は、インスリンが多くなってしまった後よりも、**「これから多くなるとき」というタイミング**です。この時間帯に対策をすることによって、インスリンの抑制が可能になり、ひいては太りやすい状況を回避することができます。

よって、**運動を開始するのは、食後30分～1時間がベスト**です。

●20分以上続ける

効率よくやせるには、脂肪をメインの燃料にする必要があります。

具体的には、**20分以上有酸素運動をする**ことです。

糖と脂肪は有酸素運動によって燃えますが、その燃え方は運動の持続時間とともに変わっ

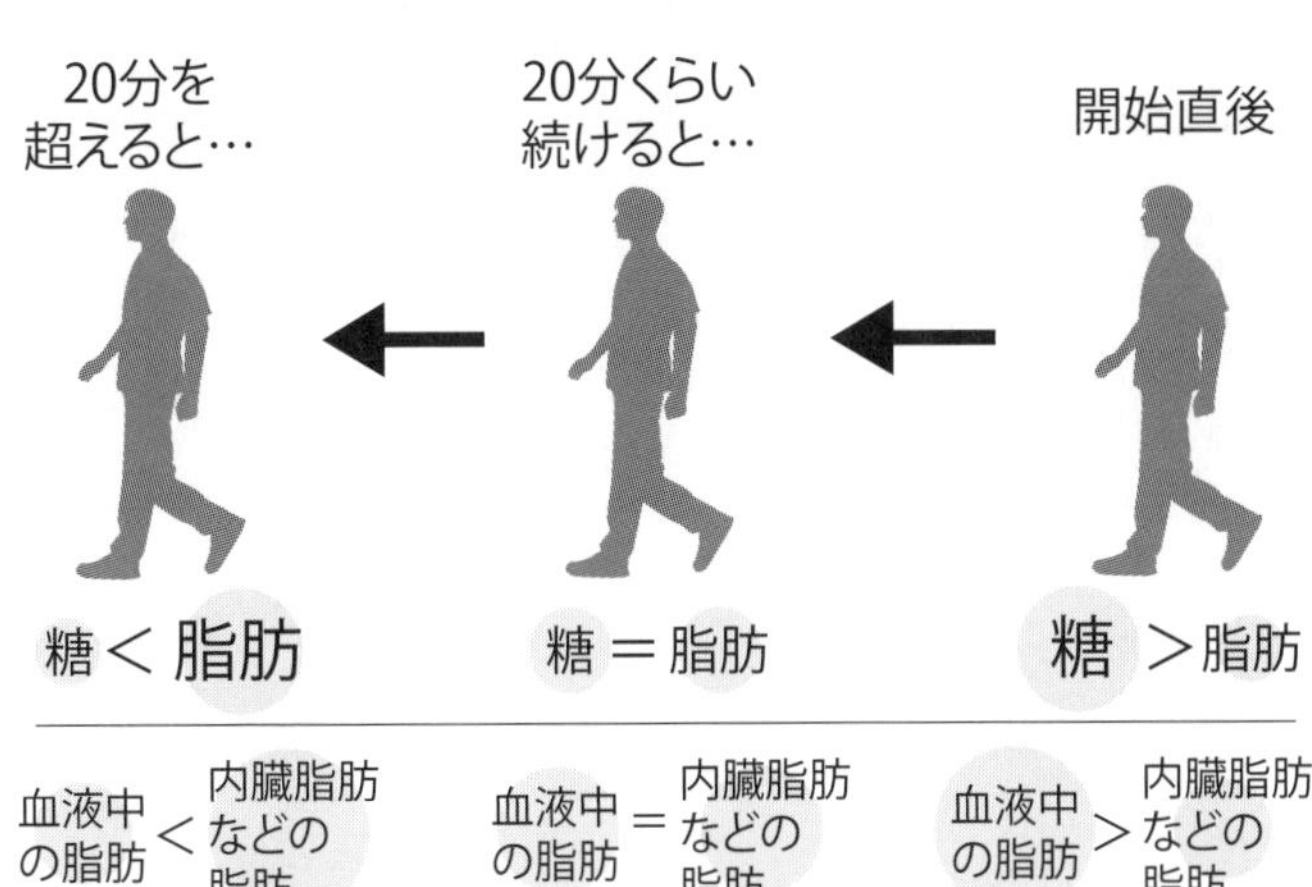

ていきます。

ウォーキングは、酸素を吸い込みながら手足を振って前に移動する有酸素運動です。この動きにより、燃料である糖が、呼吸で吸い込んだ酸素と反応して燃えてくれます。

運動直後に使われる燃料の割合は、脂肪よりも糖が多いです。しかし運動を続けていると、糖の燃焼割合は減っていき、脂肪の燃焼割合が増えていきます。

そして**20分を境に、糖と脂肪の燃焼割合が逆転し、脂肪のほうが多く燃えるようになる**のです。

さらに、脂肪の燃焼は「**血液中を流れ**

る脂肪」の燃焼と**「内臓脂肪などの脂肪」**の燃焼の2つに分けられます。

この2つの燃焼割合は、はじめのうちは血液中の脂肪燃焼が多いのですが、20分運動を続けることにより、内臓脂肪などの燃焼のほうが多くなります。

つまり、**20分続けることで、糖と脂肪の燃焼の割合により、二重の効果を得られる**ということです。

有酸素運動の時間は、この**「20分」を基準にして決めます**。

運動に慣れているかいないか、またどのような体型かによって、運動時間は変わります。目安は左ページの通りです。

ちなみに、「もっと長くできる」という人も、45分くらいまでにすることをおすすめします。

じつは、有酸素運動の開始直後から、脂肪とともに筋肉も燃焼し始めています。筋肉の燃焼量はわずかなので大きく減ることはありませんが、運動時間が長くなると燃焼量も増えていくので、**筋肉が減ってしまうおそれがある**のです。

そのため、**やりすぎは良くない**のです。

40〜50分以上続けると、筋肉の燃焼量が増えていきます。そのため、体力に余裕があっても、

体型別・運動時間の目安

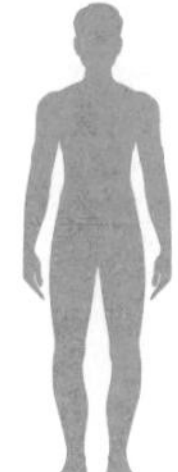

標準体型の人

20分

健康維持が目的で、脂肪を減らす必要がないので、20分で良い

糖を体内に入れ、それを運動で使い切ることで、「栄養→運動」の健康サイクルが完成する

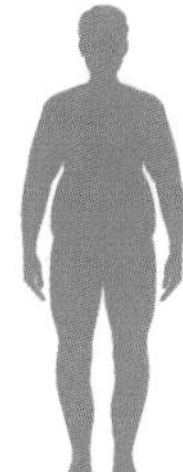

少し太っている人

30分

基準となる20分を超え、合計30分くらいの運動で脂肪を落とす

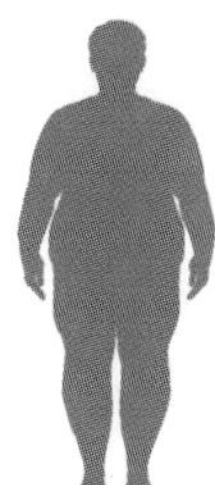

とても太っている人

40分

基準となる20分を超え、合計40分くらいの運動で脂肪を落とす

長くても45分くらいまでにする

やりすぎないほうが良いのです。

筆者は、**有酸素運動は長くても45分くらいまで**にしたほうが良いと考えています。

●20分は「10分×2回」でもOK

とはいえ、毎日3食後、20分続けて運動しなければならないというわけではありません。10分を2回に分けてもかまいません。10分×2回で、合計20分にしても効果は出ます。例えば、朝と昼に10分ずつでもいいです。

「運動を20分以上続けたほうが良い」のは、20分を境に脂肪燃焼割合が糖燃焼割合よりも多くなるからでしたね。

20分連続したほうが、10分を2回に分けた場合よりも脂肪燃焼効果は高くなりますが、実際のところ、その差はほんの少しです。

効果の高さを順に書くと以下の通りです。

①20分連続で有酸素運動をやる
②10分の有酸素運動を2回に分けて合計20分にする
③10分の有酸素運動を1回だけやる

①と②はほとんど差がないため、ウォーキングは分けても良いのです。
ただし、時間が短すぎると脂肪燃焼割合も少なくなるので、分ける場合でも、**一度につき10分以上は続けたほうが良いでしょう。**

もし「20分連続のウォーキングは自信ないけど、10分を2回ならできそう」という場合は、後者を選んでください。慣れてきたら、体型に合わせて時間を伸ばしていってください。

なお、「分けても良い」からといって、「5回×4分」で合計20分というのはおすすめしません。一度に10分は続けるようにしてください。

20分以上の有酸素運動によって脂肪の燃焼割合が多くなると、糖質制限をした場合と近い状態になります。糖質制限をしなくても、第2章に書いたような食事をし、食後20分以上の有酸素運動を行えば、やせやすくなるのです。

●空腹時は有酸素運動をしないほうが良い

空腹時には、有酸素運動は避けたほうが良いです。

もし空腹時に有酸素運動をするとどうなるでしょう？

ここまでの説明から予想できる人も多いかと思いますが、空腹時に有酸素運動をすると、空腹感がより増します。その状態で食事をすると、**「太らせホルモンスパイク」**を起こしやすいのです。

「空腹時は糖が少ないので、そのタイミングで運動すれば脂肪が燃料になって、やせそうだ」と考える人もいるかもしれません。その考え自体は間違ってはいません。でも、食後に太らせホルモンスパイクが待ち構えているので、逆に太りやすくなってしまうのです。

燃料を入れることによってものは機能します。人の体も同じです。燃料（糖）を入れてから運動するのは理にかなっているのです。

燃料を入れる前、つまり**食事の前の運動はおすすめしません。**

ポイントまとめ

★内臓脂肪を落とすためには有酸素運動が必須（糖質制限をしない場合）

★脂肪を燃やすのに一番良い有酸素運動は…

・少し息がはずむくらいで長く動き続ける運動
・食後30分～1時間に運動を始める
・運動時間が20分を超えると脂肪の燃焼の効率が高くなる
・一度に20分以上持続できない場合は、複数回に分けても良い
・ただし一度につき10分は続けたほうが良い
・空腹時を避ける

★有酸素運動の持続時間の目安は体型によって少し変わる

・標準体型の人…20分
・少し太っている人…30分
・とても太っている人…40分

体幹と太ももの筋肉が重要

●体幹がしっかりすると脂肪の燃焼量が増える

運動によって脂肪を効率よく燃やすためには、**しっかりした体幹**が必要になります。

体幹とは、頭と両手両足を除いた部分です。厳密には少し違うのですが、体幹に頭と手足をつけたら体が完成する、と考えれば分かりやすいと思います。

体幹がしっかりすることで得られる効果は数多くあります。例えば以下のようなものです。

- 姿勢が良くなる
- バランス感覚が良くなる
- 転びにくくなる
- 疲れにくくなる
- 腰痛予防になる

そして、体幹がしっかりすると、**脂肪を効率よく燃やすことができるようになります**。

体幹がしっかりしていると、体がぐらつかなくなります。また、運動の際に**筋肉の動きが正確になり、力強く動かせるようになります**。筋肉の動きが力強ければ、脂肪燃焼量も増えます。

つまり、**体幹がしっかりしていれば運動のパフォーマンスが良くなり、運動効率も良くなる**ため、やせやすくなるのです。

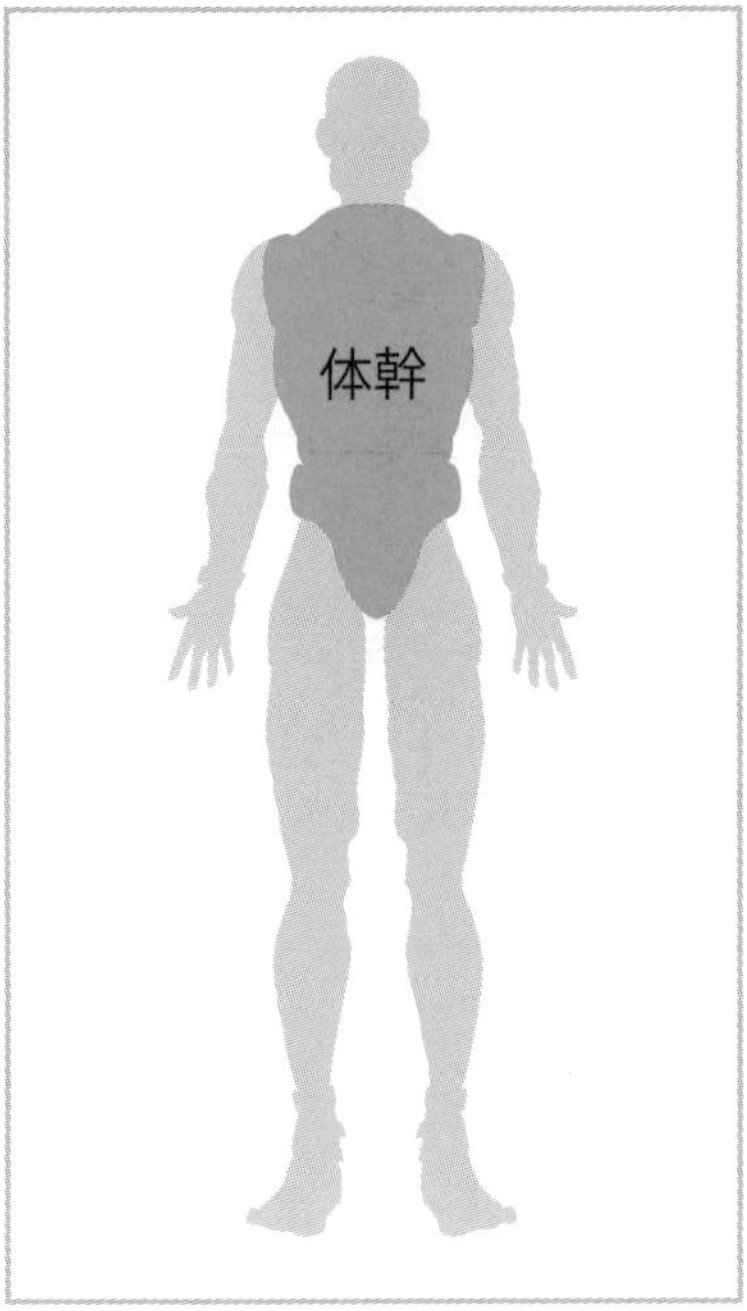

体幹

歩幅の広いきれいなウォーキング、サッカーで威力ある正確なシュートを決める、野球で速いボールを正確に打ち返すなど、運動には手足の筋肉が重要なのはもちろんですが、**すべてに共通して必要となるのが「しっかりした体幹」**なのです。

また、体幹がしっかりすること

で運動が上手くできるようになると、運動が楽しくなります。楽しく感じれば、すすんで運動したくなります。そうして習慣になれば、楽しく内臓脂肪を落とすことができるようになるでしょう。

●体幹が安定すれば太りにくくなる

じつは、**体幹がしっかりしていたら、それだけで太りにくくなります**。

運動には、手足を動かすこと以外に、基礎代謝によるものもあります（40ページ参照）。体幹がしっかりすれば胃腸などの内臓がよく動くようになります。その**基礎代謝によって燃料が使われるため、太りにくくなる**のです。

体の内部の深いところにある筋肉を**「インナーマッスル」**といいます。その中で体幹下部（お腹〜背中）のインナーマッスルは胃や腸などの内臓を包んでいます。

このインナーマッスルが弱いと、内臓の位置が不安定になります。内臓の位置が最適な場所からずれると、本来の内臓の機能が妨げられてしまい、燃料をたくさん使ってくれません。

そのため、太りやすくなるのです。

逆に体幹がしっかりしていれば、「強いインナーマッスル」に包まれた内臓が本来の位置に安定するので、内臓がよく運動してくれて、太りにくい体になります。

つまり、基礎代謝量が増え燃料が多く使われるようになり、太りにくい体になるのです。

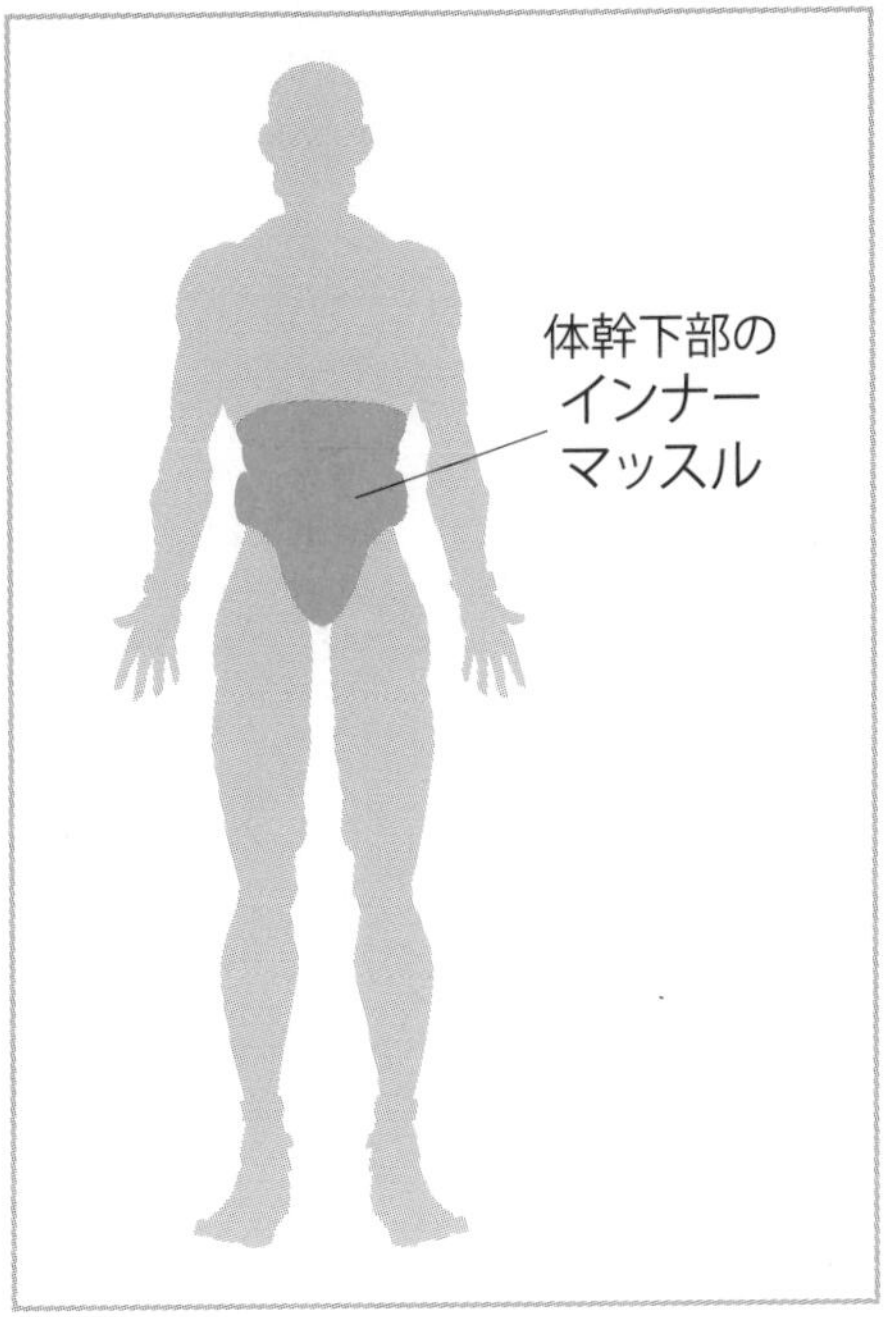

体幹下部の
インナー
マッスル

●太ももの筋肉を強化すれば基礎代謝が上がる

体幹の他にもうひとつ、重要な場所があります。それは**太ももの筋肉**です。

体中のどの筋肉も重要ですが、なかでもとくに衰えないように強化したほうが良いのは、**太ももの**

筋肉です。

太ももの筋肉は、全身のなかでも重要な「**大きな筋肉**」のひとつです。立位のときには重い上半身を支え、ウォーキングやランニングなどの際にもっとも活躍する場所です。

「体幹を安定させれば基礎代謝が上がる」と前述しましたが、太ももを鍛えることでも同じ効果が期待できます。

基礎代謝を増やすためには、小さな筋肉よりも大きな筋肉を強化したほうが効果的ですが、その代表がこの太ももの筋肉なのです。

太ももの筋肉を強化したほうが良い理由はもうひとつあります。

太ももの筋肉を鍛えれば、**移動能力の低下を予防できます**。高齢になっても転びにくく、転倒による骨折リスクも減るため、将来的にも鍛えておいて損はない場所なのです。

体幹に加えて太ももの筋肉も強化すれば、基礎代謝がより増え、多くの燃料が使われるようになります。そうなれば、将来の移動能力低下も予防できます。つまり、本書が目指す「**内臓脂肪を減らして健康になる**」というテーマにうってつけなのです。

ちなみに、「太ももを鍛えると足が太くなりそうだから嫌だ」という人もいますが、ハードな筋トレなどをしない限り、筋肉で足が太くなることはないので、心配ご無用です。

ポイントまとめ

- **体幹は脂肪燃焼のため・健康になるための重要な場所で、強化すると太りにくくなる**
- **「大きな筋肉」である太ももも重要で、強化すると基礎代謝が上がり、太りにくい体になる**
- **体幹と太ももの両方を強化すれば、より太りにくく、将来の移動能力低下も予防できる**

11 姿勢を正すだけで脂肪の燃焼量を増やせる

●ちょっとした工夫で普段の生活が体幹トレーニングになる

普段運動する習慣がない人は、医師から「日常生活の中で運動を取り入れてください」と言われることが多いと思います。

よくある例は、「電車通勤の際に一駅手前で降りて歩きましょう」「買い物をするときに少し遠回りして歩きましょう」「なるべくエレベーターやエスカレーターではなく、階段を使いましょう」などです。このような方法で運動量を増やすのはとても良いことです。

しかし、それ以外の方法で、意外に馬鹿にできないのが、**「立ち姿と座り姿勢を意識する」**ことです。良い姿勢を維持するために体幹内のインナーマッスルや太ももの筋肉が使われ、それによって太りにくくなるためです。

使われる燃料の量は、運動方法や持続時間で変わります。ウォーキングやランニングほどではなくても、**習慣化させて長期間実行できれば、必ず脂肪燃焼に役立ちます。**

「姿勢を正すだけでは大した燃料は消費できない」と思っている人も、ぜひ今から姿勢を意識してください。

●骨盤を地面と垂直・平行にする

姿勢を意識することによって脂肪を燃焼させるには、体幹のインナーマッスルや太ももの筋肉を使います。

姿勢の基本は、立位でも座位でも次の通りです。

- **骨盤の左右を結ぶ線を地面と平行にする**
- **骨盤を地面と垂直にする**

なぜ骨盤を意識するのが重要なのでしょうか?

立位のときは、下半身の上に上半身が乗っています。このとき、上半身の一番下の部分(骨盤のあたり)は下半身と直接接する、**かつ直接負荷がかかる場所**になります。

また座位のときも、体幹の一番下の部分が座面に接していて、そこが上半身を支える場所になります。

このように、**骨盤は体幹の一番下の負荷がかかる場所に位置しています**。ここが斜めに傾いたら、体幹を安定させることができなくなってしまいます。

私たちの体は、体の一部だけに負担をかけないように、無意識にバランスをとるようになっています。そして**一番バランスの良い姿勢とは、骨盤を地面と垂直・平行にした状態**なのです。そのため、姿勢の基本はこの2つになります。

立位または座位の状態で、体幹バランスが崩れた場合を考えてみます。

前から押されると、体幹は後ろに傾きます。すると、体は元の姿勢に戻ろうとして、無意識に体幹を前へ動かし、傾いた骨盤を地面と垂直にしようとします。後ろから押されれば、体幹は前に傾き、やはり骨盤を地面と垂直にしようと動きます。

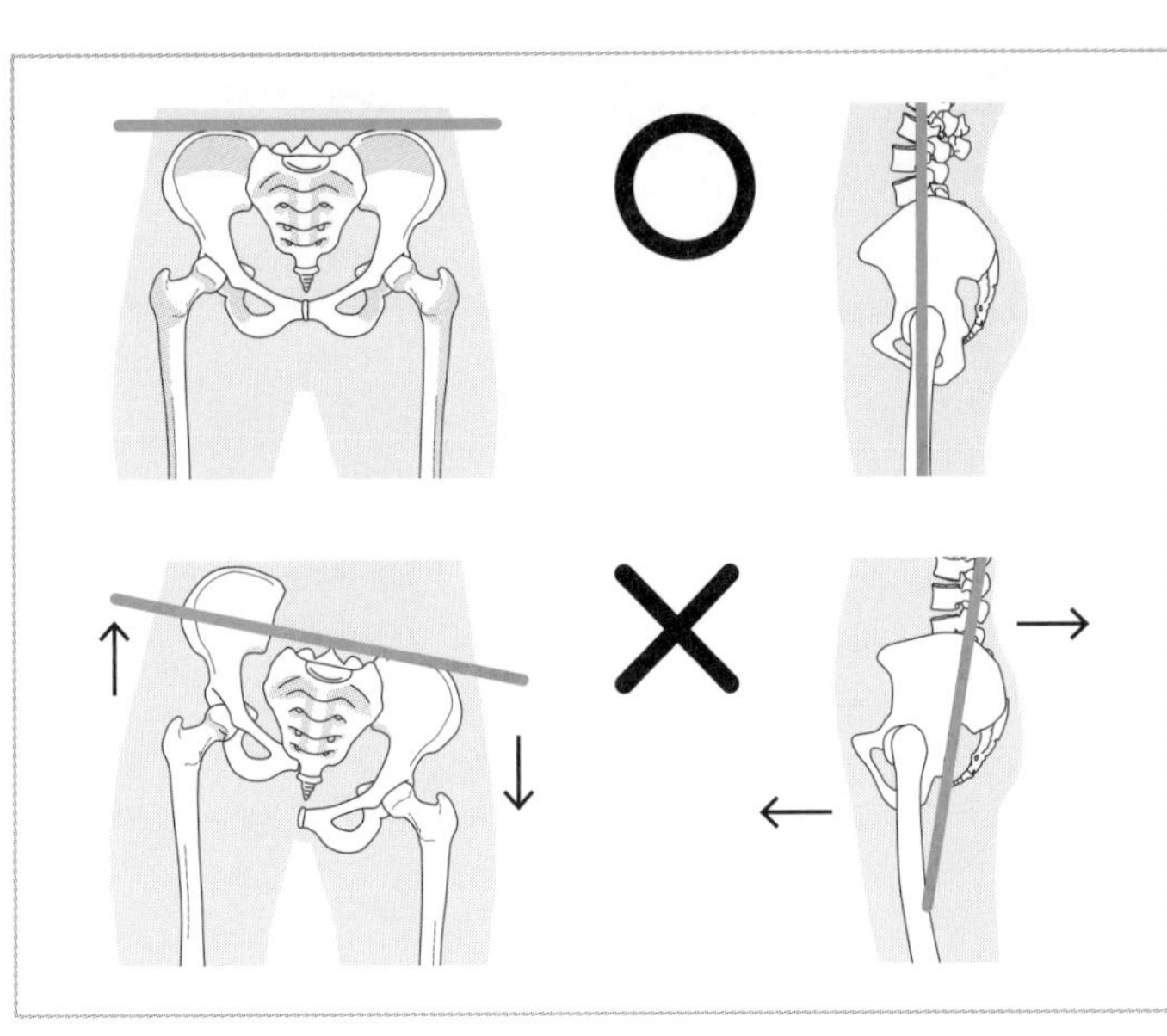

同様に、左から押されたら体幹は右へ、右から押されたら体幹は左へ傾き、のちに元の姿勢に戻ろうとします。

つまり、どの方向にバランスを崩されても、骨盤を地面と垂直・平行にしようと体幹が無意識に動くのです。

なぜならば、**骨盤を地面と垂直・平行にした状態**が、**バランスの良い、自然な基本姿勢**だからです。この姿勢こそ体幹をしっかりさせるための基本姿勢で、内臓も安定します。

また、**両肩を結ぶ線が地面と平行になるように**も意識してください。

【一本の軸を意識する】

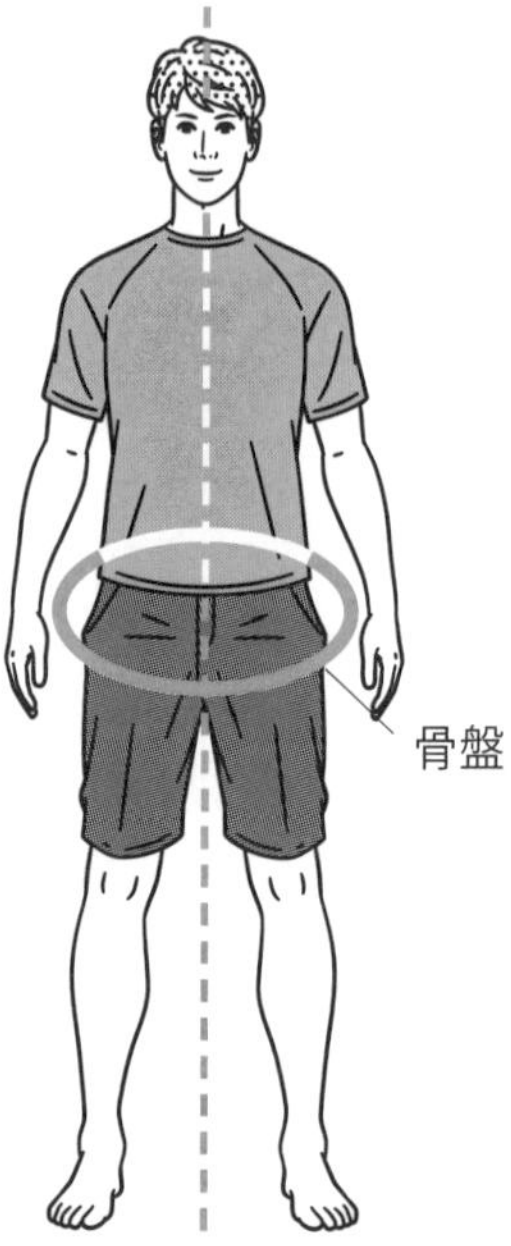

骨盤

・骨盤〜頭のてっぺんまでを1本の軸として考える

骨盤を地面と垂直にしたら、次に重要なのは、**骨盤〜頭のてっぺんまでを1本の軸として考える**ことです。

身長測定をイメージしてください。身長計で身長を測るときは、地面と垂直な身長計の柱に頭から腰をつけますね。このとき体幹がまっすぐになりますが、この姿勢を、立位の場合でも座位の場合でも意識するのです。

●立位では骨盤を、座位では胸の奥に重心を

重心の位置は、立位の場合は骨盤のあたりを、座位の場合は胸の奥のほうを意識してくだ

さい。意識するだけでも体幹はまっすぐになり良い姿勢になりますので、実際に試して確認してみてください。

姿勢を安定させるためにもうひとつ大事なのが「太もも」です。

太ももを意識したほうが良い理由は、引き締めた太ももに連動して体幹もより安定するからです。

・立位…両足太ももの内側の筋肉（内転筋）と後側の筋肉（ハムストリングス）を引き締める

・座位…両足太ももの内側の筋肉（内転筋）を引き締める

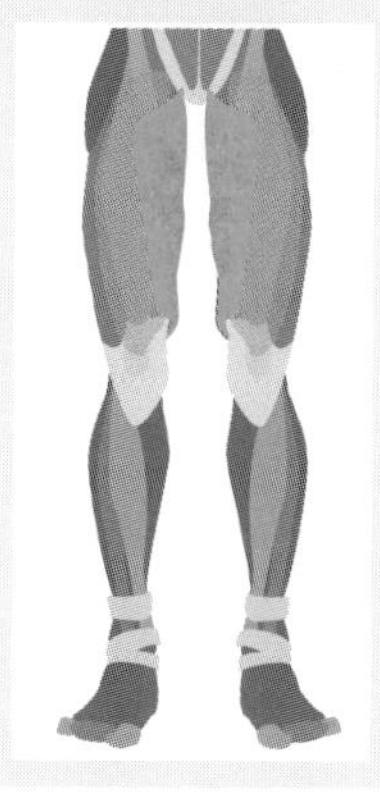

このように意識しましょう。

意識するだけで、足を開くようなだらしない座り方にはならないし、片足に体重をかけるような立ち姿にもならなくなり、姿勢が良くなります。

良くない座り姿勢・立ち姿を改善する

自分の立ち姿や座り姿勢がどうなっているか、チェックしましょう。次のような姿勢をしていたら、体幹や太ももを使えていないということなので、改善しましょう。

①足を大きく開いて座る

電車内などで、左上のようなちょっとだらしない座り方をする人を見たことのある人も多いでしょう。

足を開いて座るのは、**太ももの内側の筋肉（内転筋）が使えていないから**です。

内転筋を引き締めるように意識するだけで、自然と足は大きく開かなくなります。

両膝をピタッとくっつける必要はありません。太ももの内側を締めるように意識するだけで、自然に両膝の間は5〜15センチくらいになります。このくらいであればだらしない姿勢には見えないし、電車内で他人に迷惑をかけることもないでしょう。

ちなみに、内転筋を鍛えたい場合は、**「がに股スクワット」**がおすすめです。足を肩幅くらいに開き、足先を外側に開いてがに股状態にしてスクワットをすれば、内転筋が鍛えられます。

良くない姿勢
足を大きく開いて座る
内転筋が使えていない

【がに股スクワット】
足先は外側へ
足は肩幅くらいに開く

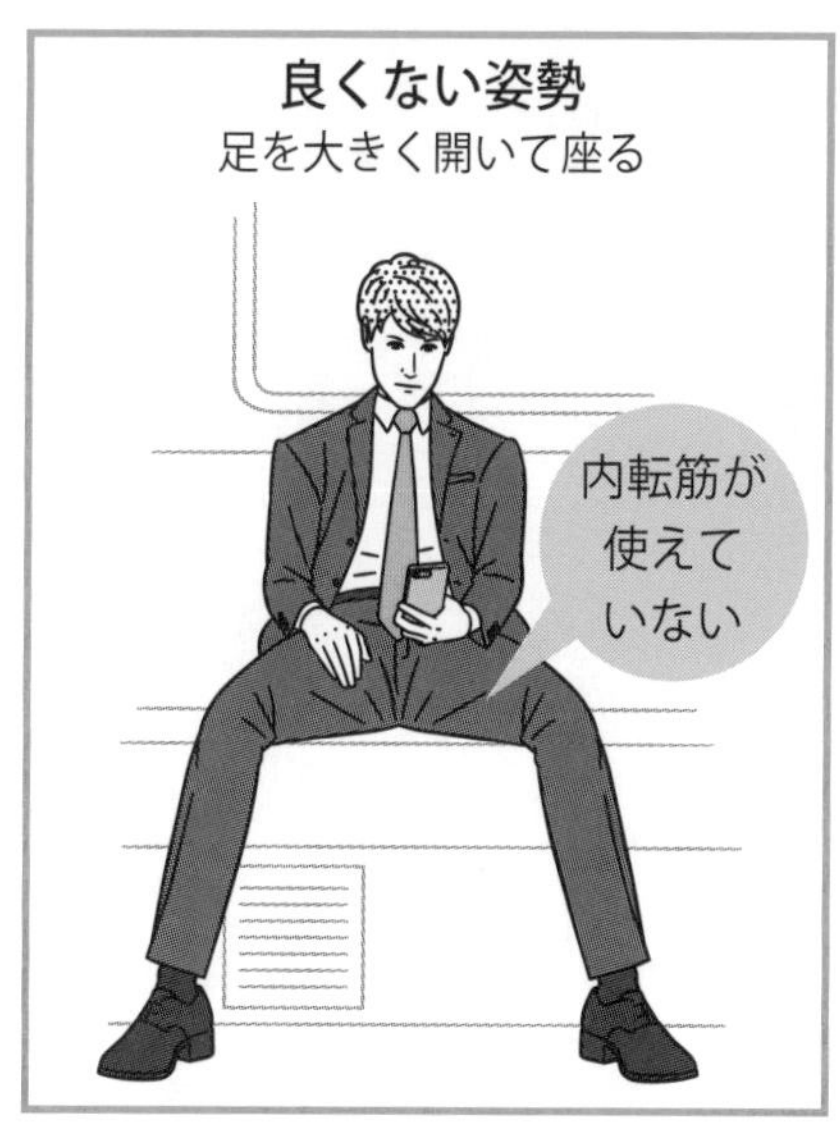

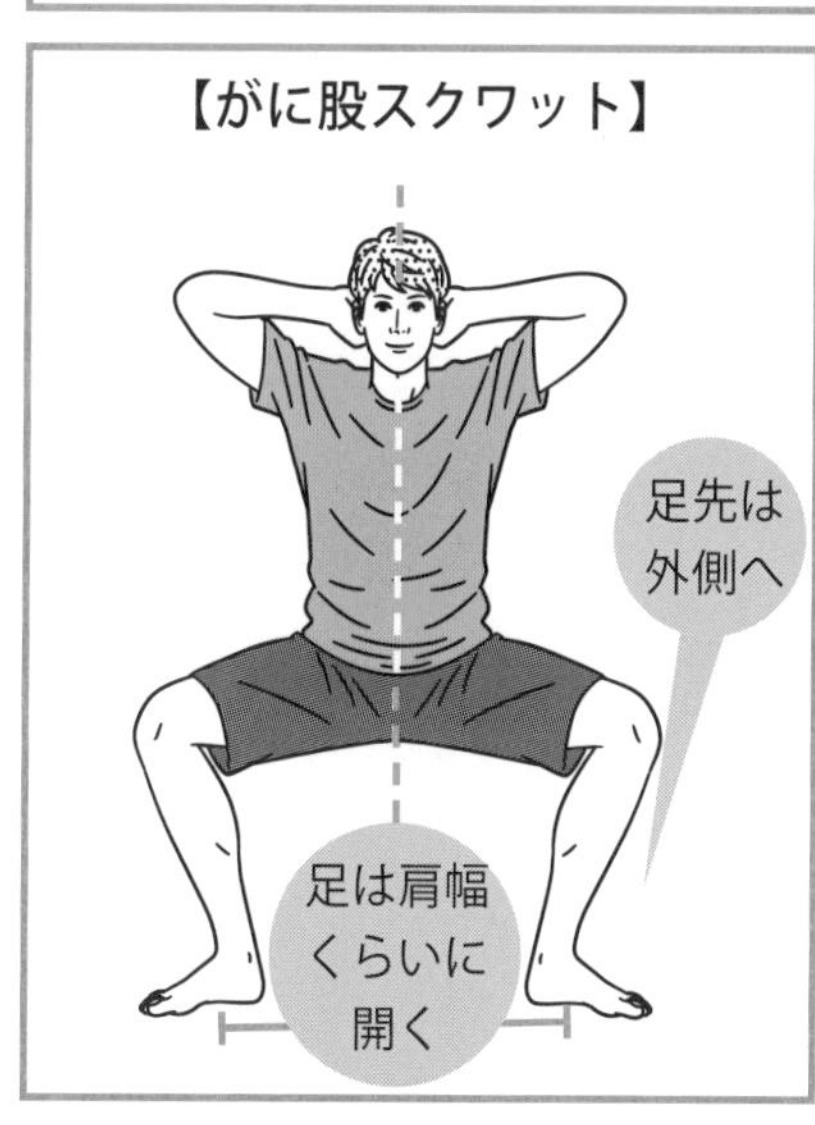

②片足に体重をかけて立つ

この立ち姿は、骨盤の左右を結ぶ線が微妙に地面と平行ではなく、バランスが悪いので、骨盤がゆがむ原因になります。そうなると内臓の位置が不安定になり、体幹も強くなりません。この場合の改善点は、次の通りです。

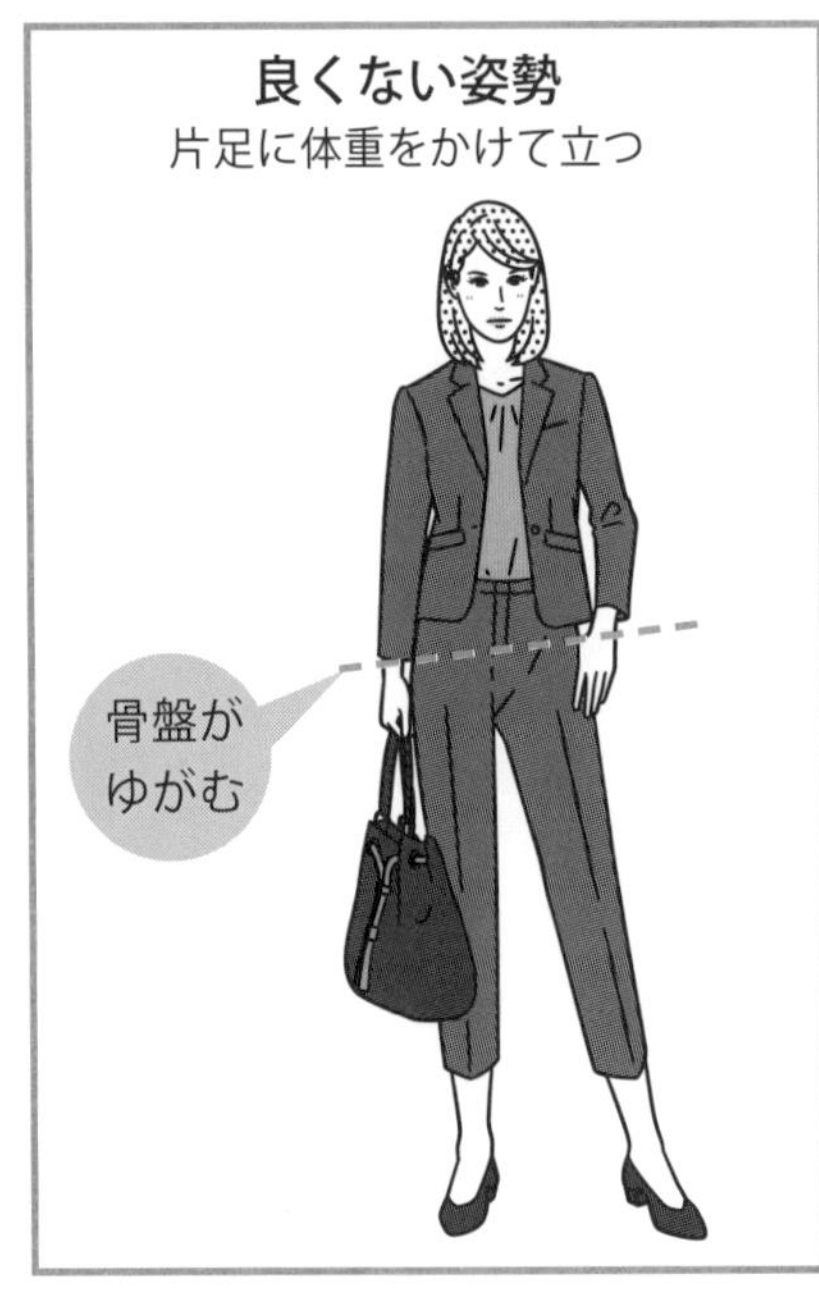

・骨盤と地面が垂直・平行になるよう意識する
・骨盤が重心になるよう意識する
・足を少しだけ開いて両足太ももの内側の筋肉（内転筋）と裏側の筋肉（ハムストリングス）を引き締めるよう意識する

このように意識すれば、自然にき

れいな立ち姿になります。

③足を組んで座る

この座り方も、電車内などでは他人の迷惑になることが多いです。

足を組んで座ると、骨盤の左右バランスが悪くなり、骨盤がゆがむ原因になります。体幹は弱く、内臓の位置も不安定になり、基礎代謝が上がりません。他人に迷惑をかけるうえに自分自身も損をするので、この座り方が癖になっている人はすぐに改善しましょう。

ポイントは、①の場合と同じです。両足の太ももの内側の筋肉（内転筋）を引き締めるように意識してください。

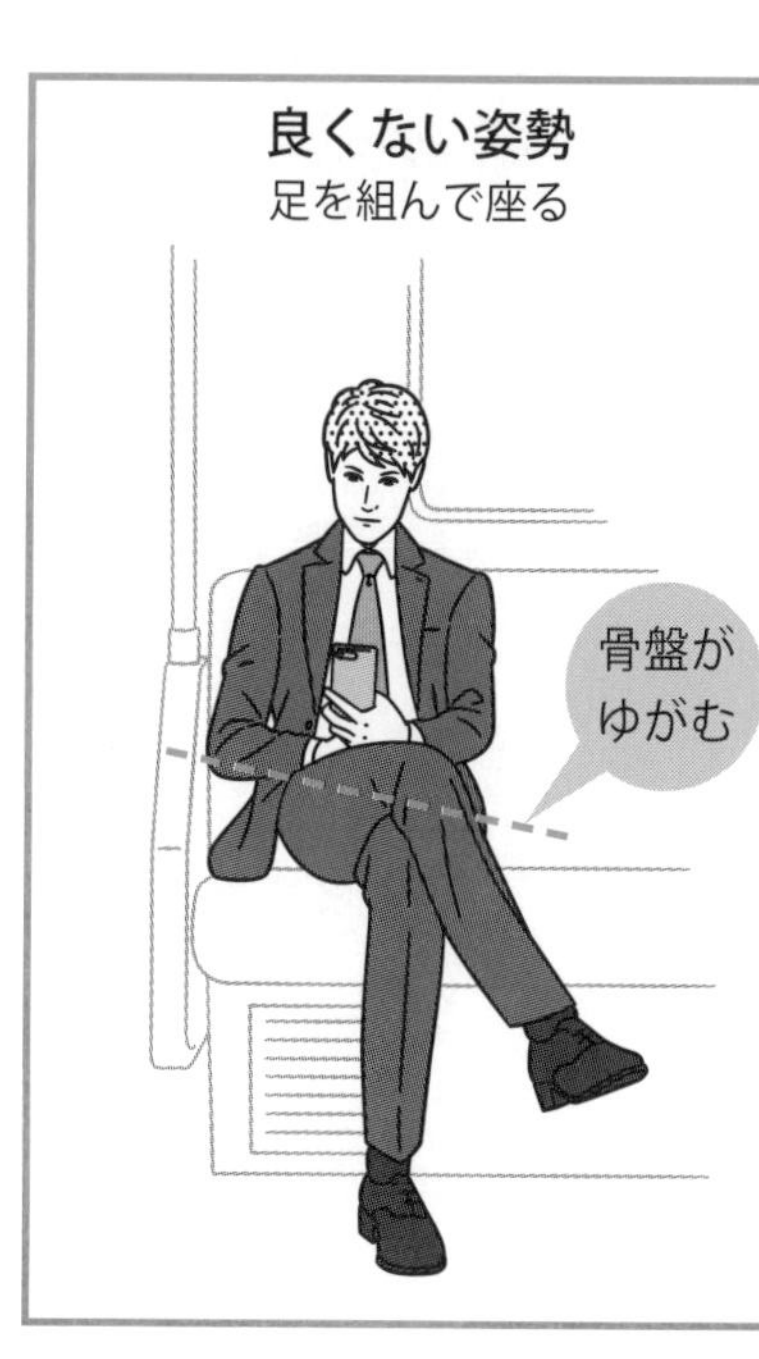

④浅く腰かける

浅く腰かけて、背中の上のほうだけを背もたれにつける座り方は、骨盤が地面と垂直ではなく後ろに反っているので、骨盤がゆがむ原因になります。内臓の位置も不安定になるので、基礎代謝が上がりません。

椅子には深めに座って、骨盤が地面と垂直になるように意識しましょう。

それにしても、どうして①～④のような姿勢になってしまうのでしょう?

それは、瞬間的にはその姿勢のほうがくつろげている感じがして、楽だからです。

ただし、楽に感じるのはその瞬間だけです。**無理な負荷がかかる**分、体の一部を痛めてしまい、長期的に見ると損になってしまいます。

また、体幹や太ももの筋肉は、普段から使っていないと衰えてしまいます。**体幹や太ももが弱くなると、疲れやすくなり、脂肪を燃焼しにくい体になってしまいます。**

つまり、不健康で太りやすい体質になってしまうのです。

そうならないためには、体幹や太ももを使った良い立ち姿や座り姿勢を習慣化させることがたいへん重要なのです。

運動する時間がないという人ほど、立ち姿や座り姿勢を意識するべきです。ハードな筋トレやランニングをやるよりはずっと楽です。

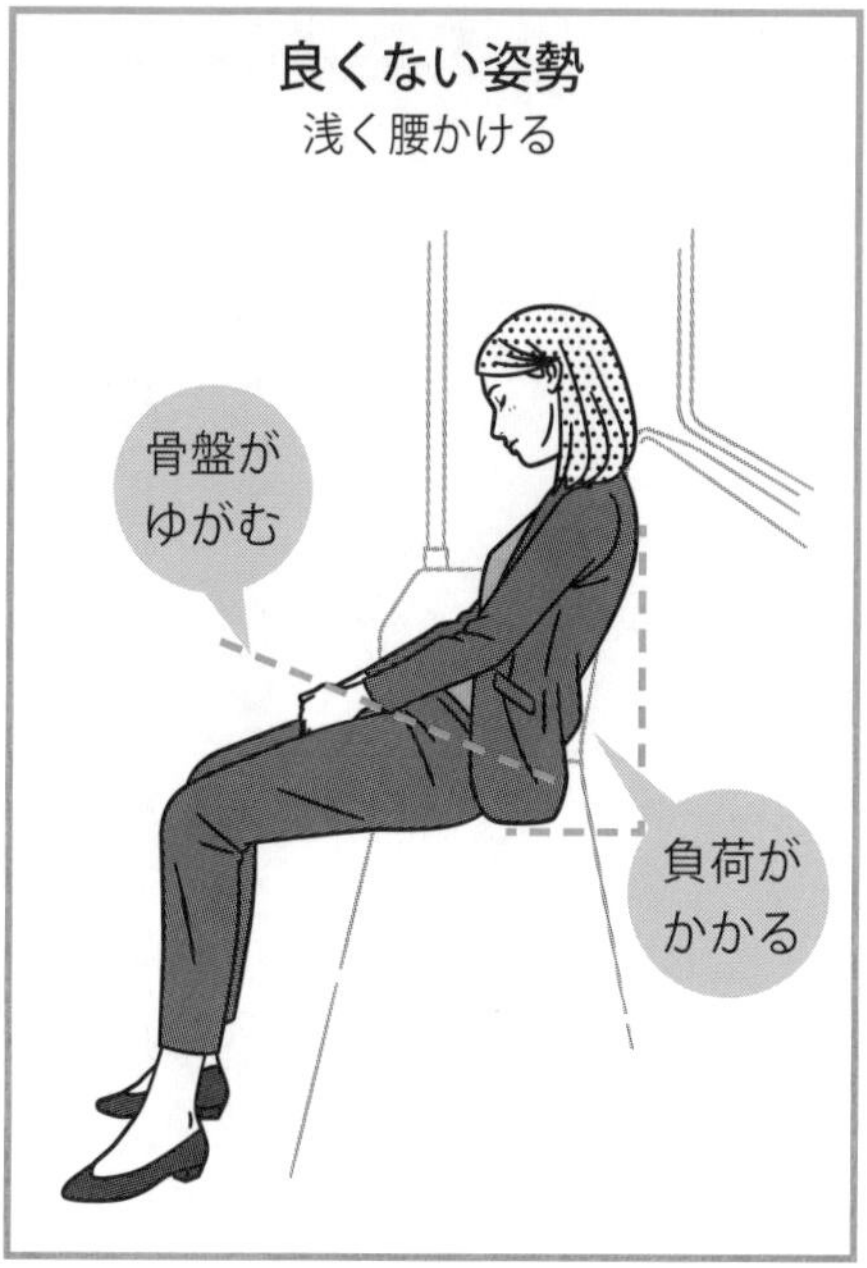

楽な分、燃料消費も多くないですが、仕事中や電車の中などでもできることなので、ぜひ実行してみてください。

良くない姿勢
浅く腰かける

ポイントまとめ

★普段運動する時間がない人は、立ち姿や座り姿勢を意識することでトレーニングができる

★姿勢の基本は…

・骨盤を地面と垂直・平行にする
・骨盤～頭のてっぺんを軸とする
・立位では骨盤を、座位では胸の奥に重心を置く
・太ももを引き締めるよう意識する

★良くない姿勢は改善しよう

13 内臓脂肪を効率よく落とす「股関節ウォーキング」

●歩き方次第で糖や脂肪の燃焼量が変わる

動物と植物の違いのひとつは、「動くか・動かないか」です。

動くこととは、すなわち運動です。運動をしていない時間が長くなると、動物に備わった「動く」という能力は衰え、健康でなくなります。健康を維持するためには、動く能力を衰えないようにしなければなりません。

つまり、**私たちが健康を維持するためには、運動をしなければならない**のです。

とはいえ、特別な運動をしなければならないというわけではありません。私たちはすでに、普段の生活の中で当たり前に運動をしています。

その代表は、**「2本足で移動すること＝歩行」**です。

歩行は普段の生活のなかでも不可欠で、将来的に移動能力が衰えないようにするためにも欠かせません。手足を振って前に移動するだけの単純な動作ですが、**工夫次第で糖や脂肪の消費量が大きく変わってくるのです。**

効率よく糖や脂肪を燃やすためには、どのような歩き方をすればよいでしょう？

●「股関節ウォーキング」で燃料消費量が多くなる

「10メートル先まで、できるだけ速く歩いてください」と言われたら、あなたはどのように歩きますか？

おそらく、多くの人は一歩一歩のスピードを速めることで速度を上げるのではないでしょうか。しかしその歩き方だと、歩数は多いですが、歩幅は小さくなり、手足は小刻みに、素早く動かすことになります。

一方、大股の歩き方をすると、歩数は少なく、歩幅は広くなります。

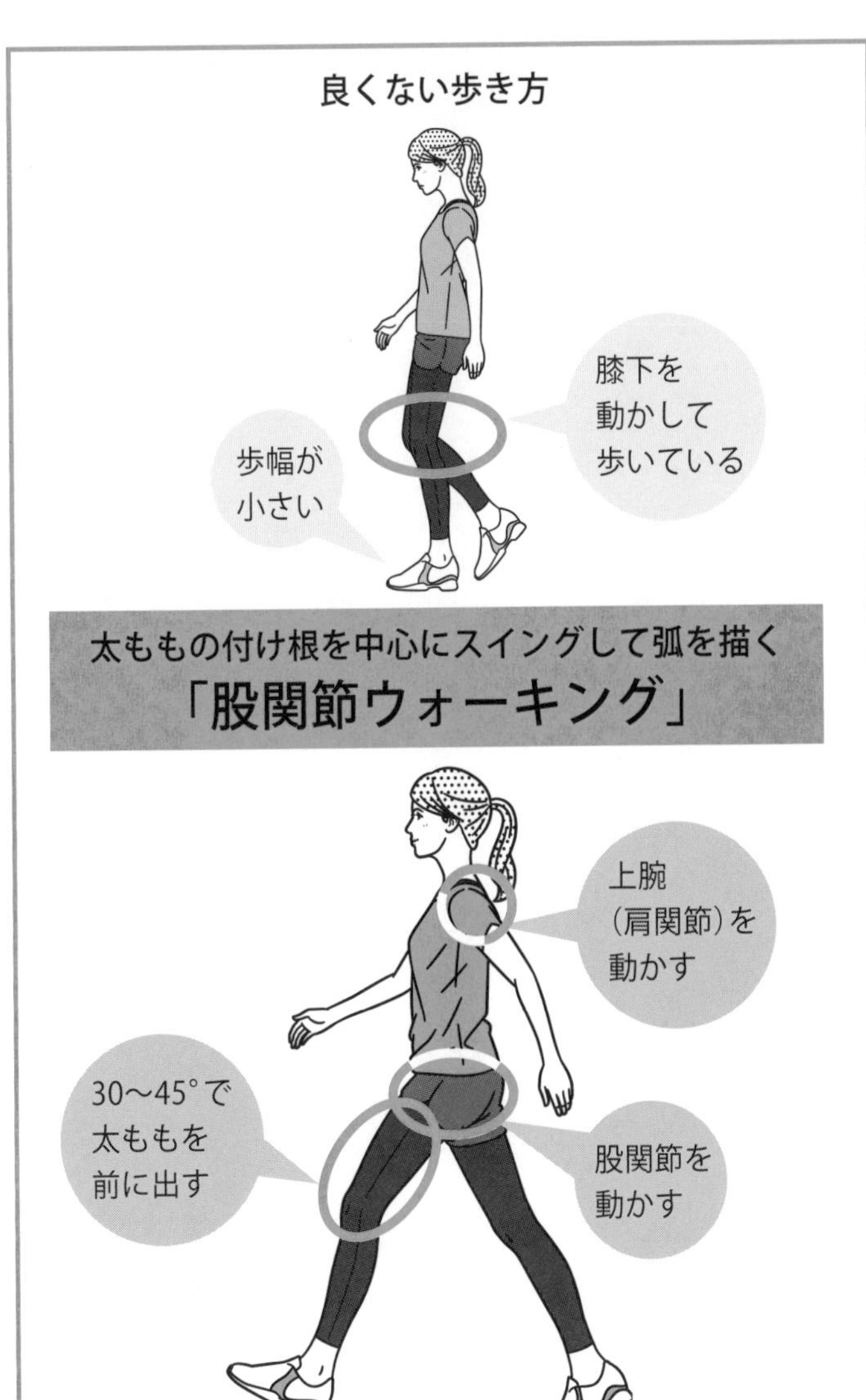
良くない歩き方
膝下を
動かして
歩いている
歩幅が
小さい
太ももの付け根を中心にスイングして弧を描く
「股関節ウォーキング」
上腕
（肩関節）を
動かす
30〜45°で
太ももを
前に出す
股関節を
動かす

どちらの歩き方が効率よく燃料を使えるかというと、**歩幅の広い方**です。

足を素早く動かす歩行は、どうしても膝下を使う、小刻みな歩行になってしまいます。

一方、股関節を使って歩くと、太ももを動かすことになります。股関節から足先までの距離は長いので、歩幅も広くなります。**「大きな筋肉」**を使って運動すると燃料消費量が多くなるので、太ももを動かすと、効率よく燃料（糖・脂肪）が使えるのです。

太ももを動かすために使う場所は**股関節**なのです。

それなのに、多くの人が前者の「膝下を使う小刻みな歩行」を選んでしまう理由は、足を大きく動かすよりも、小さく動かすほうが楽だからです。そのため、「速く歩いて」と言われたら、小刻みな歩行をしてしまうのです。１６２〜１６７ページで言及した「足を大きく開いて座る」「足を組んで座る」なども同じで、多くの人は楽な方を選んでしまいます。

あえて負荷のかかる方を選べば、それだけで運動量が大きく増えます。今まで小刻みに歩いていた人は、股関節を動かして、一歩が大きい歩き方に変えましょう。

筆者はこれを**「股関節ウォーキング」**と呼んでいます。

最近の研究では、**歩幅が広くて歩くのが速い人は認知症になりにくい**ことが分かっています。つまり、歩幅を広くして歩けば、内臓脂肪が落ちやすくなるうえに、認知症にもなりにくくなるのです。

「股関節ウォーキング」を日常生活に取り入れない理由はありません。

歩き方のイメージは、「太ももの付け根を中心にスイングして弧を描く」で、**30〜45度くらいの角度で太ももを前に出すよう意識します**。今まで小刻みに歩いていた人は、これだけで10センチくらい歩幅が広くなるでしょう。また、足と同じくひじの上も動かすと効率が上がるので、上腕、つまり**肩関節も意識して振りましょう**。

●「頭の上にのせた皿を落とさずに動ける姿勢」で

もしかしたら、「股関節ウォーキング」をすると、上半身が不安定になるかもしれません。その場合は、150ページで見たように、体幹を意識するようにしてください。体幹がしっかりしていれば、筋肉を正確に、力強く動かすことができるので、効率よく糖や脂肪を燃焼できます。

「体幹が揺れない歩き方」は、頭のてっぺん（頭頂部）にお皿をのせたつもりになって、そのお皿を落とさないようにバランスをとって歩くようなイメージをすれば実現できます。

お皿を落とさないように意識すると、必然的に体幹のバランスをとらなければならないため、体幹内のインナーマッスルが使われるのです。

また、下を向くと皿が落ちるため、自然と首と地面の角度が垂直になります。つまり、体の「軸」も自然に地面と垂直になるのです。

頭上の皿が落ちないように意識すれば、頭が揺れず、腰もほとんど動かず、股関節と肩関節だけが動くという、理想的な歩き方になります。

「股関節ウォーキング」を習慣にできれば、内臓脂肪を落とす以外にも利点は多いです。

- **疲れにくくなる**
- **転びにくくなる**
- **移動距離が長くなる**

高齢になると少しの段差につまずいて転びやすくなりますが、その原因のひとつは**「足が上がらない」**ことです。太ももを十分に動かせないため足が上がらず、段差につまずきやすくなるのです。また、上半身が足よりも前に出やすくなるため、転びやすくなるというのもあります。

「股関節ウォーキング」の習慣があれば、普段から太ももをよく動かしているので、段差にもつまずきにくくなります。

頭の上にのせた皿を
落とさずに動ける姿勢で歩く
肩関節と
股関節
だけで動く

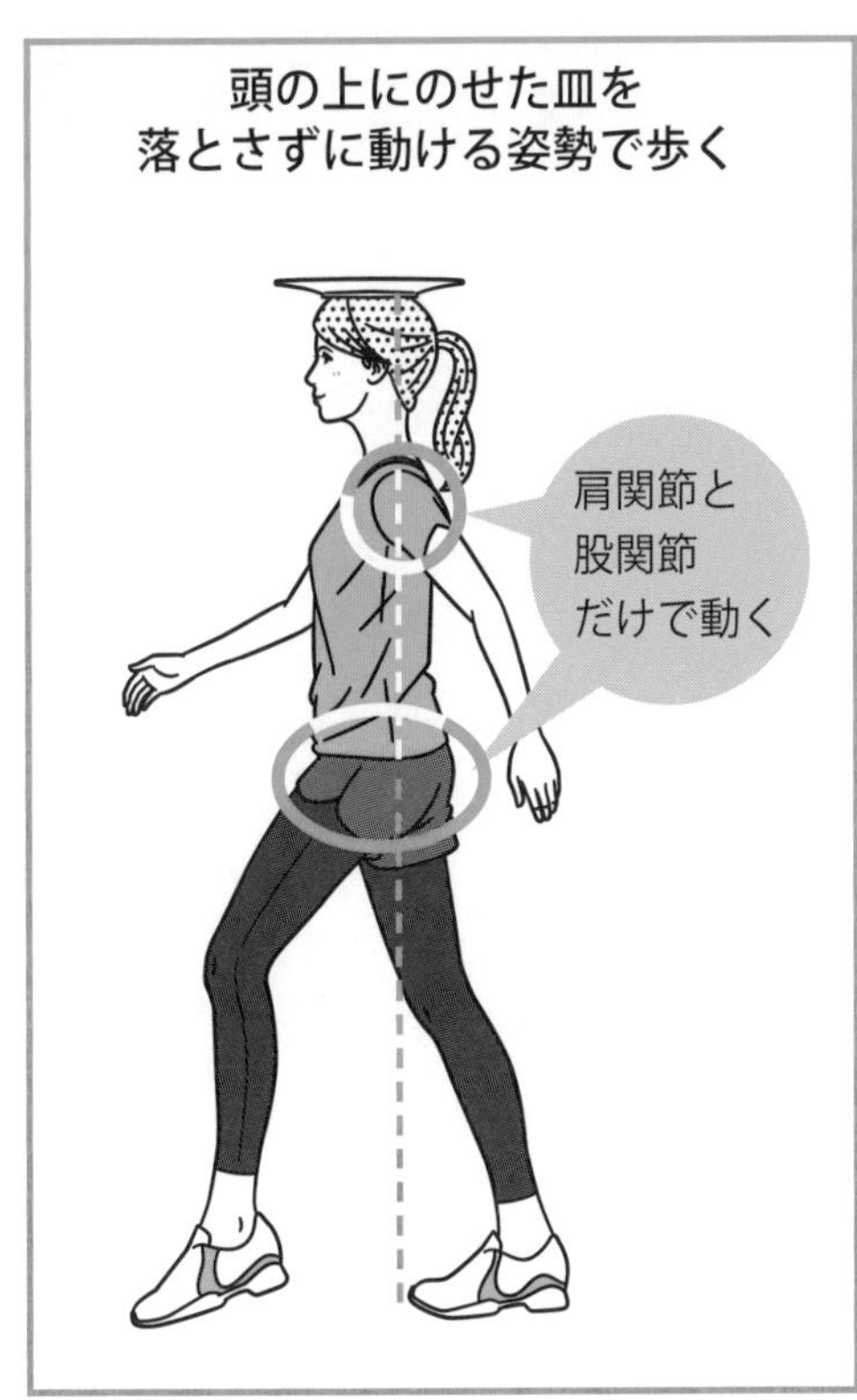

●重心を移動させて歩こう

歩行とは手足を振って前に移動する運動ですが、ここで少し、「移動する」ということについて考えてみます。

歩行のときには何を移動させますか？

「足」「体全体」も正解なのですが、ここでは**「重心」**と定義したいと思います。

重心とは、簡単にいうと**物体の中心となる点**で、歩行による移動とは、**重心の移動**とも言えます。

歩くときに体の重心はどのようになっているか。

歩行の際に動かすのは股関節で、その上には「股関節‐頭」の軸が乗っています。この軸の一番下は股関節の上部と接しているため、負荷は股関節に集中します。つまり、**骨盤付近が歩いているときの重心**になります。

股関節ウォーキングの際も、立位や座位での静止状態と同様に、**「股関節の真上に地面と**

垂直な骨盤・体幹が乗る状態」を保って移動することを意識することが大事です。

前かがみになって歩く姿などは、体幹を上手く使えていないと言えます。歩きながら体幹を地面と垂直に保つようにすれば、体幹のインナーマッスルが使われます。

また、内臓も安定して運動も活発になり、基礎代謝が増えることも期待できます。

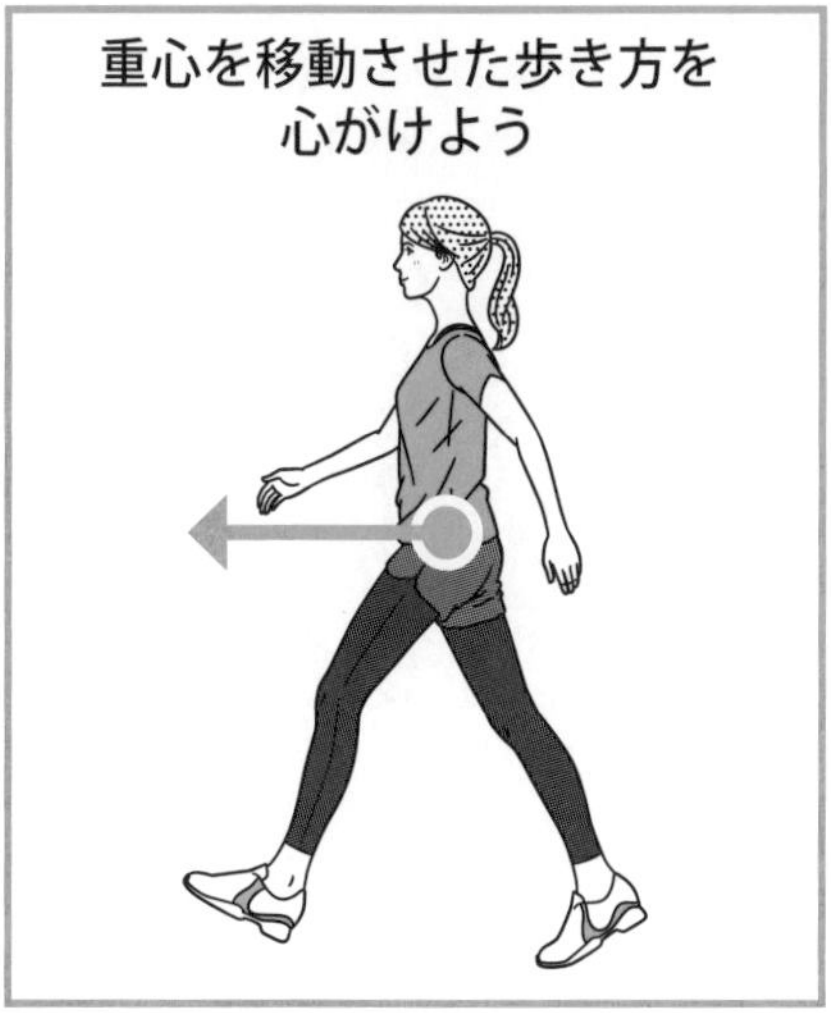

重心を移動させた歩き方を心がけよう

オリンピックの100メートル走で選手が走る姿を思い浮かべてください。

どの選手も体幹がぐらつかず、地面と体幹が垂直のまま、股関節と肩関節を上手く振って速く走っています。短距離選手は強い負荷の運動でも、正確な**「重心移動」**ができているのです。

これは強い足腰と体幹があるからできることで、一般の人が同じことをするのは難しいですが、歩行程度の負荷の軽い運動なら、体幹がぶれずに重心移動させることはできます。

この歩き方が習慣になれば、脂肪が燃焼するうえに、高齢になっても転びにくくなります。

良い歩き方をまとめると、次のようになります。

・股関節を動かすことで歩幅を広くし、体幹を固定する
・骨盤付近を重心にして、その重心を前に移動させるように意識して歩く

これらを意識すると、歩き方がとてもきれいになります。

また、体幹が鍛えられ、大きな筋肉をたくさん使った運動ができるので、体幹を鍛えながら有酸素運動ができることになります。

つまり、**「体幹強化＋効率の良い有酸素運動」の一石二鳥**の効果が期待できるのです。

ポイントまとめ

★歩行のときに太ももを上手く使えば効率よくやせられる

★「大きな筋肉」である太ももを動かすためには、股関節を使うことが必要

★「股関節ウォーキング」で歩幅を広くすれば運動量が増える

・頭のてっぺんにお皿をのせたつもりになって、体幹を揺らさずに歩く

・骨盤やおへその奥を重心にして、重心がぶれないように意識する

・重心を移動させて歩く

運動しているのにやせない理由

やせない理由①食事に原因がある

「運動しているのにやせない」という人がいます。なぜでしょう？

①運動しているけれども、摂取カロリーが多い
②運動しているけれども、糖の摂取割合が多い（総カロリーの60％以上）

このような場合は**食事が原因**になります。

①はカロリーオーバー、②は糖による過剰な太らせホルモン（インスリン）の分泌が原因でやせられないのです。

本書では、前述したように「摂取カロリー＝消費カロリー」にし、運動をすることでやせるように目標を立てます。運動しているのにやせないときは、摂取した食べ物の内容を確認して、間違っていないかをチェックしてみましょう。

やせない理由②運動に原因がある

「食べすぎていないし、糖もとりすぎていない。1日1万歩歩いている、それでもやせない！」という人もいます。

1日の歩数が1万歩ならば、決して少なくはありません。それでもやせないのはどうしてでしょう？

次のような理由が考えられます。

①太らせホルモン（インスリン）が多く出る時間帯の運動量が少ない
②インスリンが少ない時間帯（空腹時）の運動量が多い
③股関節ウォーキングができていない

食後30分～1時間は、太らせホルモン（インスリン）が多く出ます。インスリンは糖を摂取することで登場するためです。つまり、一般的な食事のなかで糖を摂取している場合は、この時間を中心に運動しないとやせにくいのです。

また、空腹状態で運動をすると、食後の「太らせホルモンスパイク」が起きやすくなるため、やせるどころか、かえって太ってしまうこともあります。そのため、空腹時の運動は、やらないほうが良いと言えるのです（１４８ページ）。

人の体は「たくさん動けばやせる」というものでもありません。

運動するのなら、食後30分～1時間の間です。

「１日を通してどれくらい運動したか？」以外に、**「どの時間帯に運動したか？」**も重要になるので、**運動する時間帯を気にしたほうが良い**のです。

また、③のように「股関節ウォーキング」ができておらず、小刻みな歩行をしていても、なかなかやせません。小刻みな歩き方は、歩数は多くなるかもしれませんが、カロリーの消費量が少なく、運動効率が悪いので、やせないのです。

せっかくウォーキングをするのなら、股関節ウォーキングをしましょう。

●糖質制限をしていても太る理由は？

参考までに、糖質制限をしていても太る場合の理由も説明します。

「糖質制限をすれば運動しなくてもやせることが可能」と書きましたが（57ページ）、「糖質を制限して、運動もしているのにやせられない」という人もいます。

その理由としては、糖質制限をしているつもりでも、**気づかないところで糖を摂取している**ことが考えられます。

例えば、出来あいのお弁当などを買って食べる場合、見た目では糖や炭水化物が入ってないように見えても、**砂糖で味付けされているものはたくさんあります**。それを食べると、気づかずに糖を摂取してしまうのです。

とくに外食の場合は、隠し味に砂糖が使われていることが多いので、「理由がよくわからないが、やせられない」ということが起こるのです。

どうやって運動計画を立てる？

●運動が続くのはどんな人か？

筆者は、患者さんに「運動しなさい」と言うことはありません。親が子供に「勉強しなさい」と言ったからといって勉強する子にならないのと同じように、医師が大人に「運動しなさい」と言っても、運動するようにはならないからです。

勉強しないと将来どうなるか、親はよくわかっているため、つい「勉強しなさい」と子供に言ってしまいがちですが、子供は勉強しません。その理由はとても簡単で、「今現在」、勉強しないことで不便を感じることがないからです。将来なんてまだまだ先のことで、子供は今を楽しく生きたいのです。

同じように、大人が医師から「運動しなさい」と言われても、さしあたって困っていなければ、運動しないのです。**運動を真剣に考えるのは、体に不都合が出てきたときでしょう。**

運動不足が原因で将来色々な病気を発症したり、要介護の年齢が早くなったりする可能性があることが分かっていても、**「今」困っていないなら、人は動きません。**

また、なかには、命令されたように感じて不快に思う人もいるでしょう。大人にはプライドがあります。もし医師がメタボ体型ならば、説得力もありません。

では、どうすればいいのでしょうか？

子供は、楽しいと感じることなら、自分からすすんでやります。つまり、勉強をする子供に育てるには、「勉強＝楽しい」と思えるようにする必要があります。

同じように、**「運動＝楽しい」**と思うことができれば、誰でも運動を続けることができるようになります。楽しいからやる、つまらなければやらない、ただそれだけの簡単な理由なのです。

では、どうやって「運動＝楽しい」と思えるようにするか？

この問いに対しては、誰にでも共通するベストの答えはありません。もしあれば、多くの人が積極的に運動して健康になり、肥満人口も減って膨大な医療費抑制にもなるので、最高に良いのですが……。

●ハードルの低い計画を立てて習慣にする

運動が好きになるのは難しくても、「健康のため」と考えて、まずは無理のない運動計画を立てて実行してみてください。それが一定期間続けられれば、習慣にできる可能性は高いです。そしてそれができたら、今度は少しだけ難易度を上げて、また一定期間続けてみる、というように筆者は進めていきます。

最初の運動は、かなり難易度の低いものでかまいません。例えば、30分のランニングを15分にすれば、ハードルは低くなります。毎日のランニングを1日おきにしても、やはりハードルは低くなります。

もしできなかったとしても、運動方法はいくらでもあるので、また違う方法を考えてみれば良いでしょう。

ＹｏｕＴｕｂｅの動画などで楽しい運動を見つける患者さんもいます。「楽しい」と思えるものが見つかれば、それが一番の収穫です。習慣化させるところまでいければ、成功したと考えていいと思います。

大事なのは、「健康意識を強く持つ」ことです。強い意識があれば、挫折してもまたどこかで再開できる可能性が高くなるでしょう。

なお、筆者は、「1ヵ月で何キログラムの脂肪を落とすか？」という問いに対しては、性別・年齢問わず**「1ヵ月で0・5〜1キログラムの脂肪を落とす」**という目標を提案しています。

●「疲れるから運動が続かない」ではもっと疲れる体になってしまう

運動が続かない理由のひとつとして、「疲れるから」という理由をあげる人もいます。

持病などがあって積極的に運動しないほうが良い人もいますが、そうでない人は、運動しないことで「疲れやすい体」をみずから作ってしまっているかもしれません。

30代以降になると、筋肉を使わないと、筋肉はどんどん衰えていきます。筋肉が衰えると、以前は普通にできた動作でもしんどくなります。それが「疲れやすい」ということです。

つまり、**「運動しない→疲れやすい」という悪循環**が完成してしまうのです。

運動をして筋肉を刺激し続ければ、疲れにくくなります。

また、運動すると血液の循環が良くなり、酸素や栄養素が体中に効率よく行き渡ることで、疲労が回復しやすくなります。この点でも、運動したほうが疲れにくくなるのです。

疲れにくい体にするためには、逆説的ですが、運動することです。

ポイントまとめ

★運動しているのにやせない原因は…

・食事に原因がある

・運動に原因がある

★運動を続けられるのは、「運動＝楽しい」と感じられる人

★無理のない運動計画を立てて習慣化させ、実践できたら次は少しだけハードルを高くしていく

★途中で挫折したら、別の運動方法を考えて実践する

★健康意識を強く持ち、途中で挫折しても、また運動を再開する

★運動をすれば、疲れにくい体になれる

おすすめの体幹トレーニング

●道具のいらない体幹トレーニング

片足立ち

両足立ちに比べ、片足立ちはバランス感覚がより必要になります。バランスをとるのに体幹と下半身（足の筋肉）が多く使われます。

注意点としては、万が一バランスを崩しても大丈夫なように、壁の近くやつかまれるものの近くで行うこと、また左右差が出ないように、左右同じ回数行うことです。

腰に両手を軽く当て、上げた足の太ももを地面と平行に、膝下は地面と垂直にします。

両眼を閉じれば、バランスをとるのがさらに難しくなります。両眼を閉じた状態で30秒～1分くらい持続できれば、体幹は弱くないと言えるでしょう。

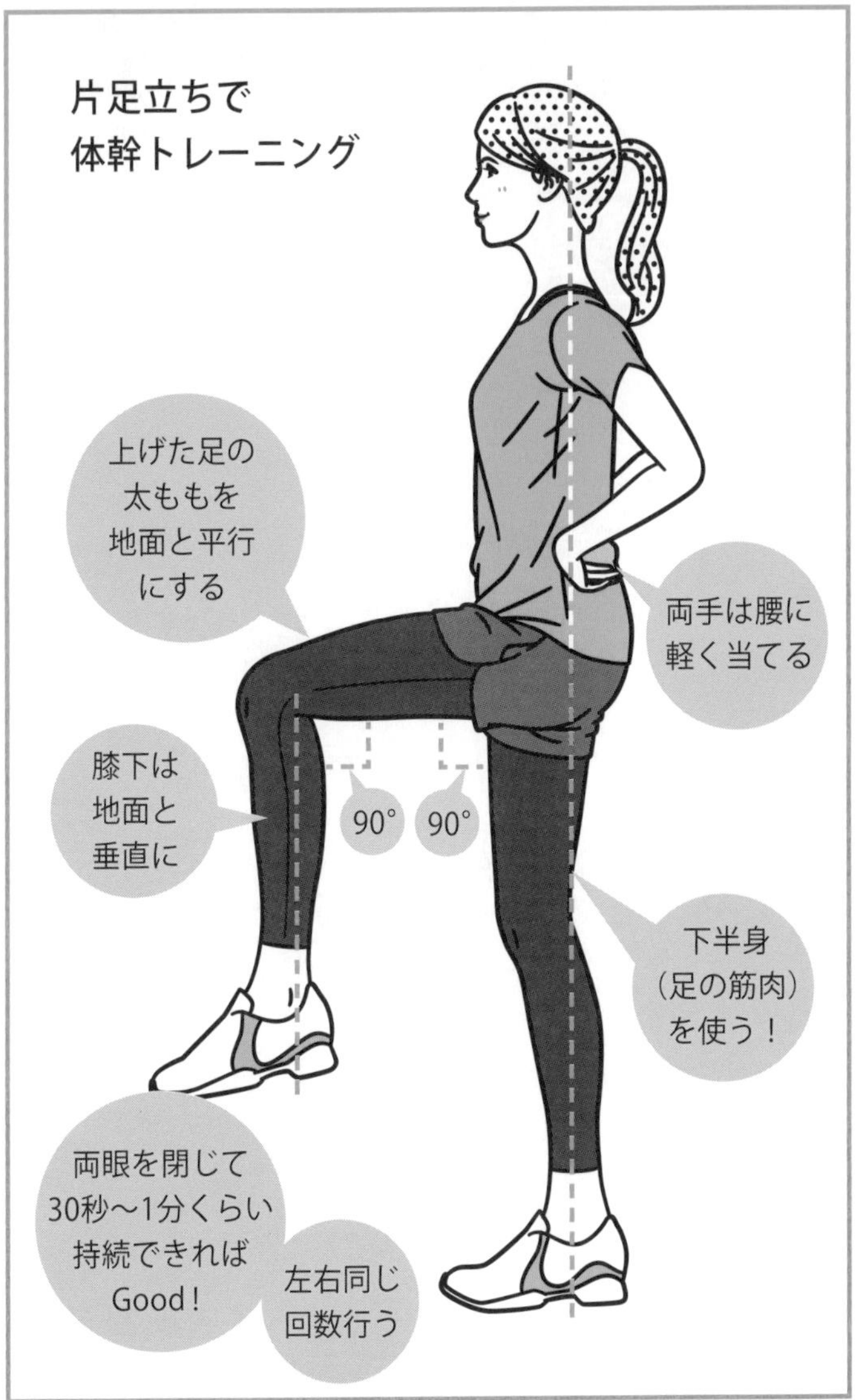
片足立ちで
体幹トレーニング
上げた足の
太ももを
地面と平行
にする
両手は腰に
軽く当てる
膝下は
地面と
垂直に
90°
90°
下半身
（足の筋肉）
を使う！
両眼を閉じて
30秒～1分くらい
持続できれば
Good！
左右同じ
回数行う

揺れる電車内でバランスをとって立つ

電車内で立つときに理想的な立ち姿をキープしつつ、電車の揺れを利用して行う体幹トレーニングです。

電車内ではつり革や手すりにつかまることが多いと思いますが、電車が揺れたときに腕の力だけでバランスをとっているならば、体幹が上手く使えていないので改善しましょう。

地面と垂直・水平にした骨盤は、電車が揺れることで斜めに傾きそうになります。その骨盤を垂直に戻すことを意識してください。

難しいようですが、骨盤のあたりに重心があることを強く意識すれば、余計なところに力が入らず、意外と簡単です。それでもバランスがとれない場合にのみ、つり革や手すりにつかまった腕の力を利用するのです。

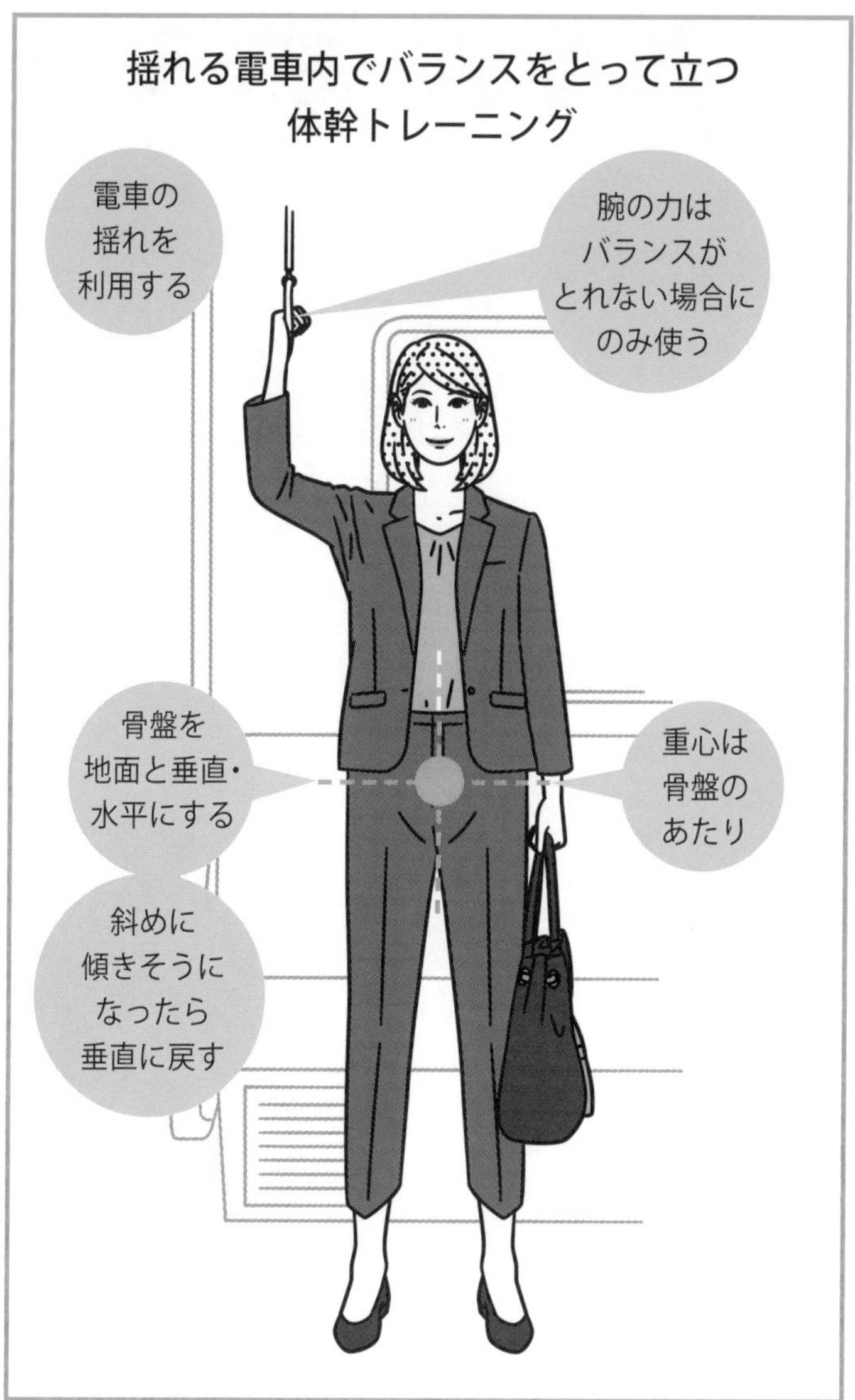
揺れる電車内でバランスをとって立つ
体幹トレーニング
電車の
揺れを
利用する
腕の力は
バランスが
とれない場合に
のみ使う
骨盤を
地面と垂直・
水平にする
重心は
骨盤の
あたり
斜めに
傾きそうに
なったら
垂直に戻す

●道具を使った体幹トレーニング

バランスボード

バランスボードは名前の通りバランス感覚を鍛えるのに役立ちますが、バランスをとるためには体幹を使うので、体幹トレーニングにもなります。

単に立った姿・座った姿勢で体幹バランスをとるよりも負荷が強くなり、バランスボードから落ちないようにするだけで体幹が鍛えられます。

筆者は、２０００円程度のお手頃なものを使用しています。

ケトルベル

バランスボードよりもさらに体幹を強くしたい人におすすめなのがケトルベルです。

ケトルベルとは、やかん（ケトル）のような持ち手がついた重量物です。ダンベルと違って重心の位置が真下であることで、振って体幹を鍛えます。

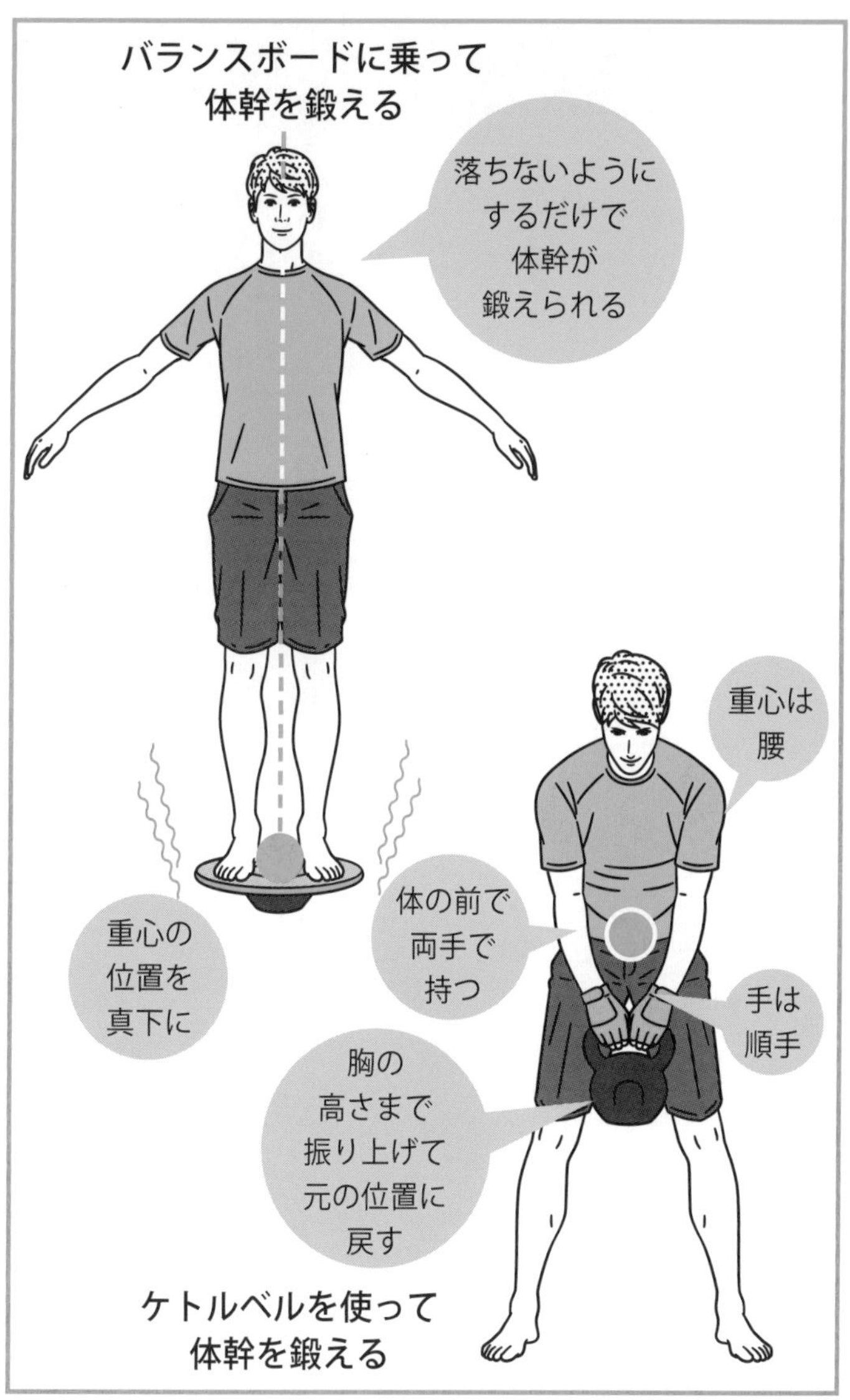
バランスボードに乗って
体幹を鍛える
落ちないように
するだけで
体幹が
鍛えられる
重心の
位置を
真下に
重心は
腰
体の前で
両手で
持つ
手は
順手
胸の
高さまで
振り上げて
元の位置に
戻す
ケトルベルを使って
体幹を鍛える

ダンベルは筋肉を肥大させる効果が高いのに対し、ケトルベルは**体幹を強化させる**効果が高いです。持ち手の部分をしっかり持ってスイングさせるのが基本の使い方で、スイング方法はたくさんあります。体の前で両手で順手で持ち、胸の高さまで振り上げて元の位置に戻し、それを繰り返すという一番ポピュラーなスイングで良いでしょう。

筆者のおすすめ・一輪車による体幹トレーニング

一輪車は、体幹を鍛えられる最高のスポーツのひとつだと筆者は考えています。

腰から上が一本の軸となり、軸の一番下の腰の部分が重心になります。この軸を地面と垂直にし、軸が傾きそうになったら垂直に戻すためにバランスをとってペダルをこぐ。

理屈はこれだけですが、かなり**体幹のインナーマッスル**を使います。バランスをとる感覚としては、手のひらに垂直に立てた鉛筆が倒れないようにする感覚です。

「一輪車は子供しか乗れないもので、大人が乗るなんて無理」と思っている人が多いようですが、大人でも練習すれば乗れるようになります。実際に乗れるようになるととても楽しいです。

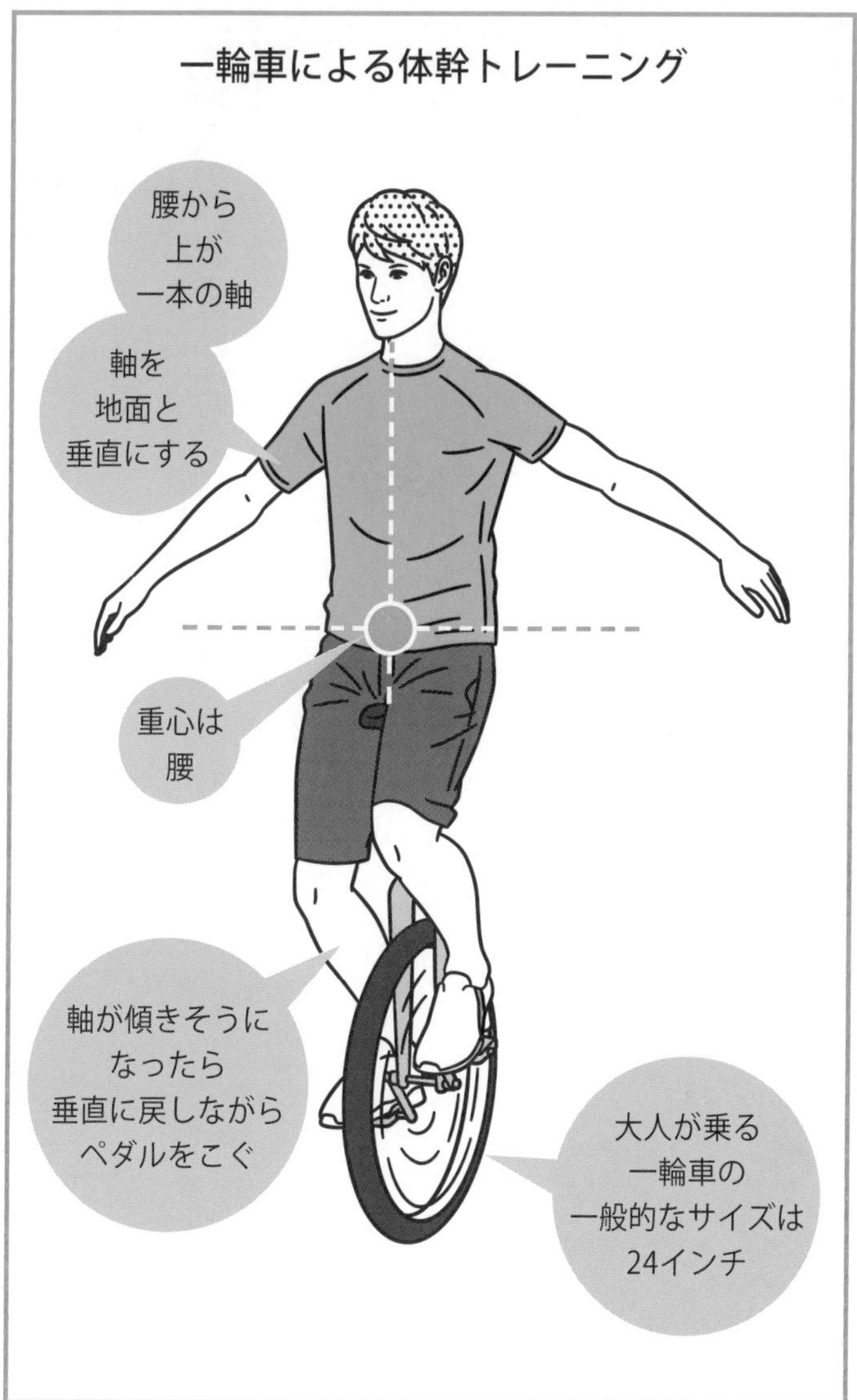
一輪車による体幹トレーニング
腰から
上が
一本の軸
軸を
地面と
垂直にする
重心は
腰
軸が傾きそうに
なったら
垂直に戻しながら
ペダルをこぐ
大人が乗る
一輪車の
一般的なサイズは
24インチ

腹筋トレーニング

●道具のいらない腹筋トレーニング

クランチ

体幹バランスをとるためには腹筋が必要です。そのため、腹筋のトレーニングもたいへん重要です。

一般的な腹筋トレーニングとしては、両手を頭の後ろに着けて両足を固定し上体を起こす方法を思い浮かべる方が多いと思いますが、この方法は腰を痛めることもあるので、筆者は**「クランチ」**をおすすめします。

クランチは、一般的な腹筋運動と最初の姿勢が違います。

仰向けになり、股関節と膝関節を90度に曲げます。そうすると太ももは地面と垂直に、膝

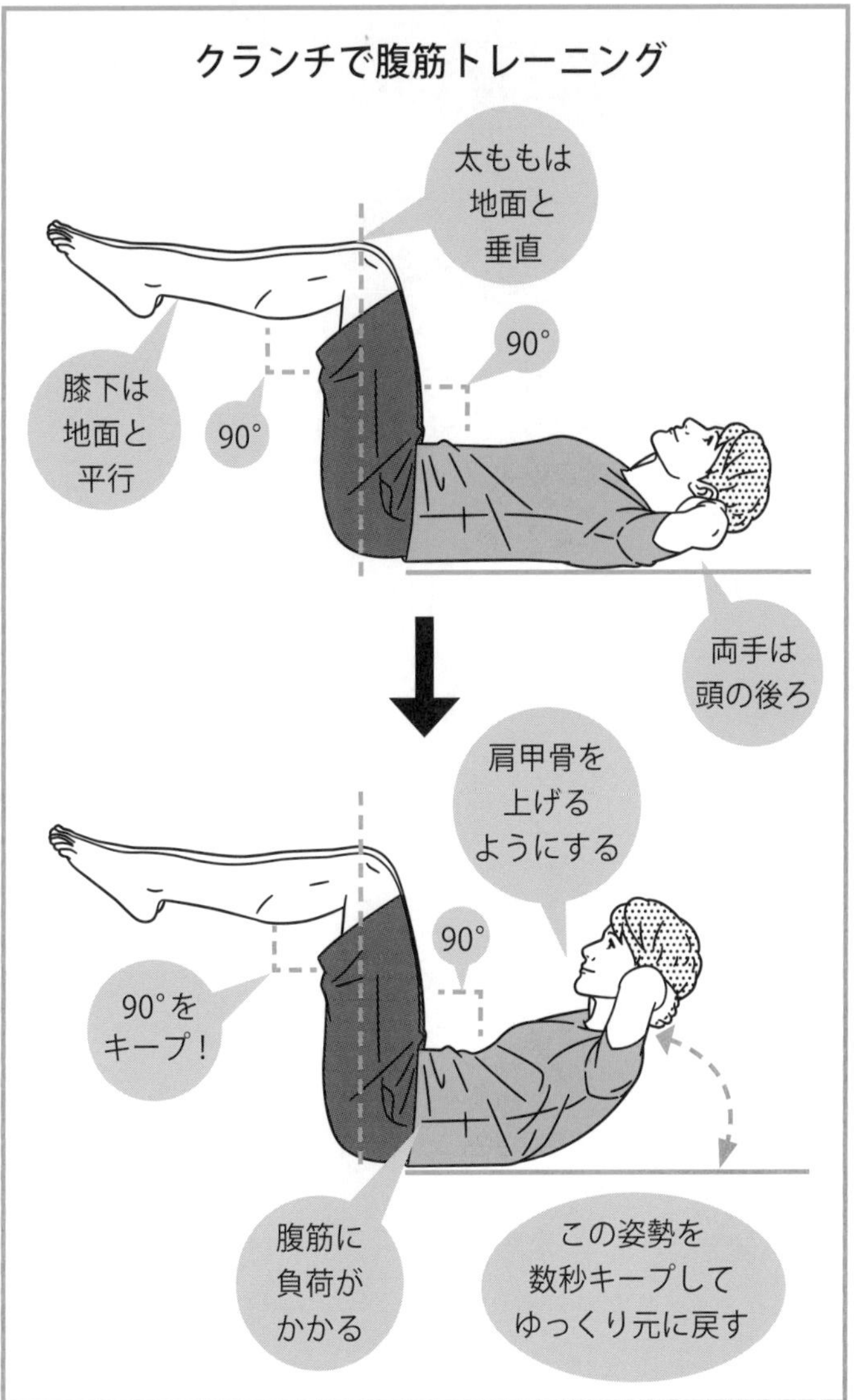
クランチで腹筋トレーニング
太ももは
地面と
垂直
90°
膝下は
地面と
平行
90°
両手は
頭の後ろ
肩甲骨を
上げる
ようにする
90°
90°を
キープ！
腹筋に
負荷が
かかる
この姿勢を
数秒キープして
ゆっくり元に戻す

下は地面と平行になります。両手は一般的な腹筋運動と同じように頭の後ろに着けます。この状態から肩甲骨付近をゆっくり持ち上げるようにするのがクランチです。持ち上げられる限界のところまで来たらその姿勢を数秒キープして、ゆっくり戻してまた繰り返します。

実際にやってみると、腹筋に負荷がかかるのが分かると思います。

●道具を使った腹筋トレーニング

腹筋ローラー

やり方やフォーム次第で、低負荷にも高負荷にもなります。

腹筋に自信がないときは、両膝をついて行います。そうすることで負荷が小さくなります。自信がある場合は、膝を地面に着けないで、両足は閉じ、ローラーを遠くまで伸ばしてからゆっくり戻すと負荷が大きくなります。

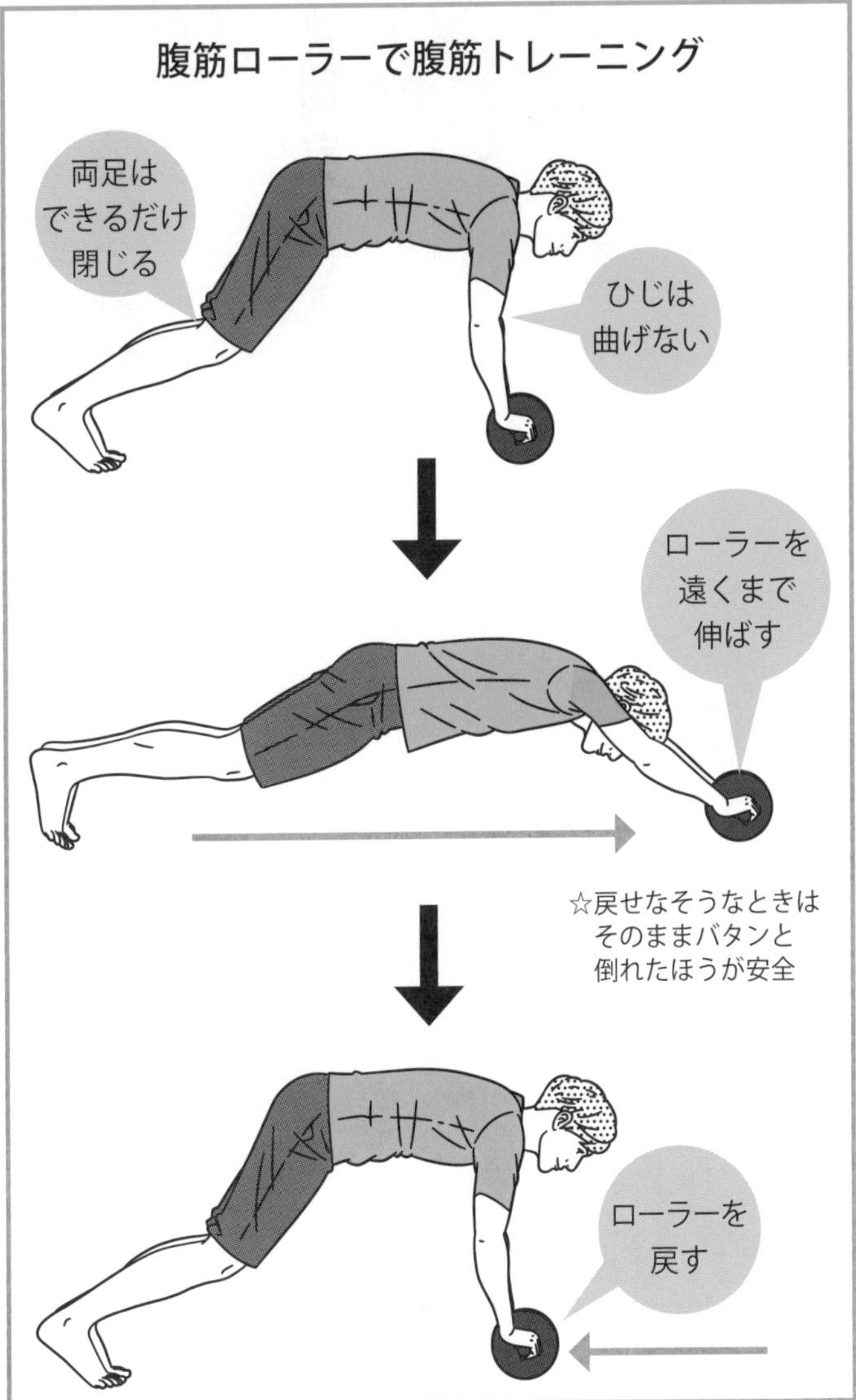
腹筋ローラーで腹筋トレーニング
両足は
できるだけ
閉じる
ひじは
曲げない
ローラーを
遠くまで
伸ばす
☆戻せなそうなときは
そのままバタンと
倒れたほうが安全
ローラーを
戻す

18 「貯筋」で内臓脂肪を落とし健康寿命を伸ばそう

●筋肉貯金（貯筋）とは？

筋肉貯金（貯筋）をすれば、内臓脂肪を落とすのに役立ち、健康寿命の延伸も期待できます。

「筋肉貯金」とは、加齢により減っていきがちな筋肉を、運動などをして蓄えておく、つまり**「貯筋」**しておくことです。

筋肉を使って運動すれば脂肪も燃焼させられ、筋肉量が減らない（または減り方が緩やか）ことで基礎代謝の維持につながるため、太りにくくなります。

内臓脂肪を落として健康になるためには「貯筋」が必要なのです。

貯筋を意識するのは早ければ早いほど良いですが、50代から始めたとしても決して遅くはありません。貯筋が上手にできれば、高齢になっても元気に動けます。逆に貯筋ができなければ、筋肉の衰えが早くなり、早い段階で移動能力が低下してしまいます。

アリとキリギリスの話に例えると、貯筋する人はアリ、しない人はキリギリスと言えます。「今現在は歩けているし、高齢になるのはまだ先のことだから……」と考え、何も対策をしていない人は、キリギリスのように将来後悔するかもしれません。逆に、「早いうちから歩けなくなるのはこわい」と感じて積極的に貯筋をしている人は、将来もアリのように元気で楽しい優雅な生活を送れることでしょう。

●「貯筋＝筋肉もりもり」ではない

「貯筋」というと、筋肉をもりもりにすることだと思う人もいるかもしれませんが、決してそうではありません。あくまでも**若いときと同じように筋肉を使える状態を保つことが本当の「筋肉貯筋」**なのです。

自分の足で歩けなくなったら、誰もが気落ちするでしょう。ですから、自分の足で移動できる状態や活動力を保つことがもっとも重要な筋肉貯筋だと言えます。

足の筋トレで下半身を鍛えるのも良いですが、その筋肉を使えるようにウォーキングやランニング、可能な場合は後述するダッシュなども併用しなければ真の筋肉貯筋はできません。つまり**筋肉をつけることも重要ですが、筋肉を使うことがもっと重要**だということです。

ちなみに、筆者は筋トレはとくに好きではありませんが、運動全体の1～2割くらい行っています。それだけでも、筋肉量は同年代の中では多い方です。好きでないのにやるのは、好きな運動が上達するために必要であるのと、二刀流の運動でより健康になりたいからです。

●とくに「貯筋」したほうが良い筋肉は?

とくに「貯筋」したいのは、歩行やランニングなどの移動の際に使う筋肉です。ここまで何度も出てきている、太ももの筋肉、体幹内のインナーマッスルなどです。難しく考えなくても、前述したように、**「歩き方を変える」だけでも、移動の際に必要な貯筋ができます**。歩くことは、寝たきりでない限り誰もが行う運動なので、歩き方を工夫して「貯筋」することは万人におすすめできます。

良い歩き方は、170ページで紹介した**「股関節ウォーキング」**です。

体幹を固定させる（軸をぐらぐらさせない）ことを意識して股関節ウォーキングをたくさんすれば、移動に必要な貯筋が効率よくできます。また、前述したように、この歩き方は小刻みな歩き方に比べて多くの燃料を使うことができるので、脂肪燃焼にもたいへん役立ちます。

もっと強度の強い運動ができる人は、次の段階に進めます。筋肉を貯筋するのに最高の運動は、**ダッシュ**です。

●ダッシュをして筋肉を「貯筋」すればさらに転びにくい体になる

普通の歩行に支障がないなら、日常生活で困ることはないと思います。しかし70、80代になってくると、その状態がキープできなくなることも考えられます。

股関節ウォーキングは移動能力を衰えさせないための「貯筋」にたいへん有効ですが、もっと強い負荷のかかる運動である**「ダッシュ」**を日常生活の運動に取り入れることができれば、さらに「貯筋」ができます。

「ダッシュなんて、高校生の運動会以来やっていない」という人も多いと思いますが、将来の移動能力低下を予防する一番の方法だと筆者は考えているので、多くの人に取り入れてもらいたい運動のひとつです。

本気でダッシュをしようとすると力んでしまい、効率の良い走りができないこともあるので、８〜９割くらいの力で行うと良いと思います。

走り方の基本は歩き方の基本と同じで、**「体幹を固定して股関節の曲げ伸ばしで太ももを振って走る」**ことです。これができれば、脂肪がたくさん燃えてくれます。

なぜならば、この走り方ができるためには、体幹と太ももの筋肉をたくさん使う必要があるからです。体幹をしっかり固定させることができれば、太ももの筋肉の動きが正確になり、力強くなります。大きな筋肉が集まる太ももを力強く動かせば、たくさんの脂肪を燃焼させることができるのです。

ダッシュ
体幹を
固定する
股関節の
曲げ伸ばしで
太ももを振る

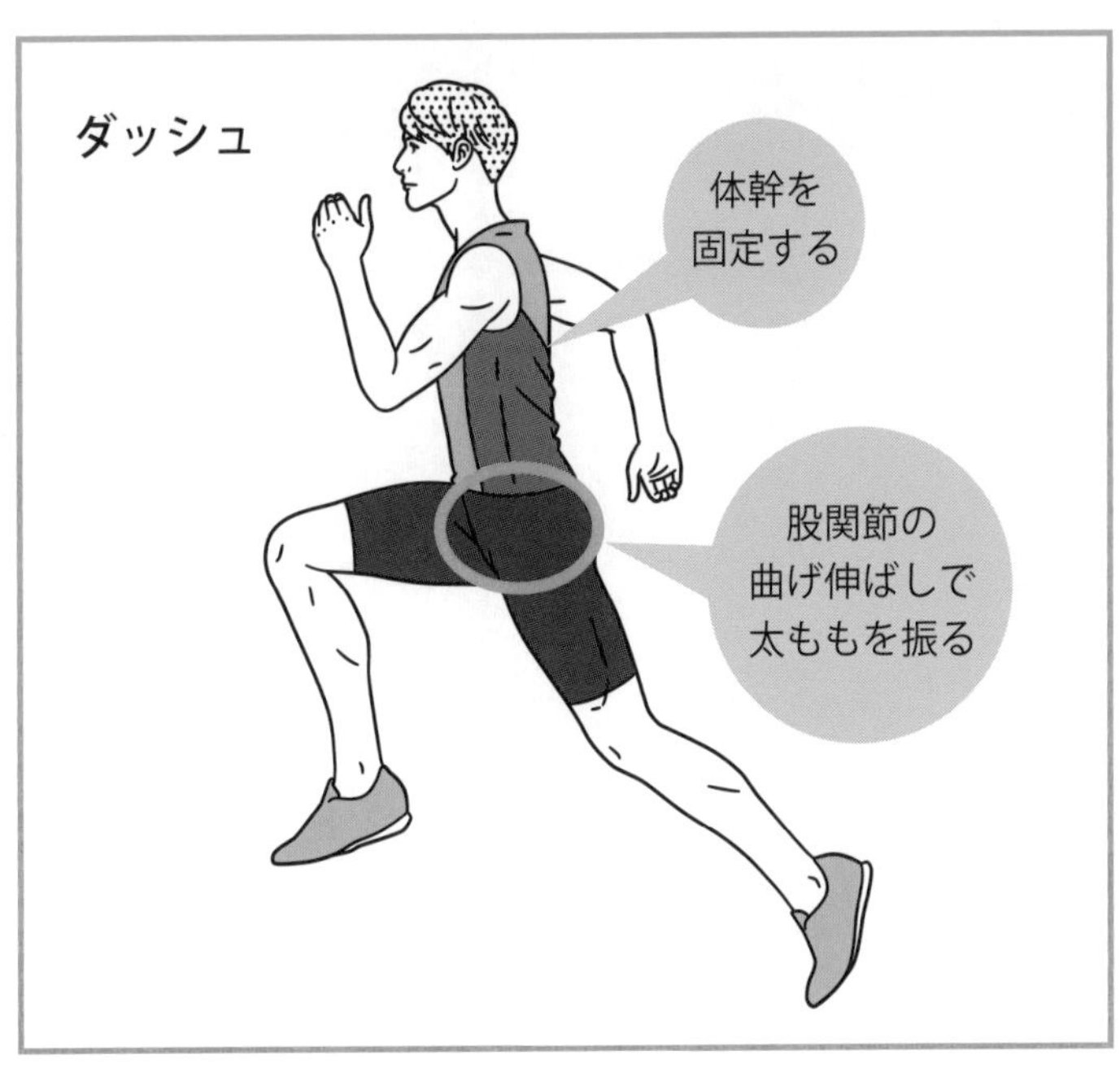

なかには、「足が速くても何も得することがないから、ダッシュはやる必要がない」と考える人もいるでしょう。

確かに、学校を卒業してしまうと、めったに徒競走などしないので、足が速い必要はなく、歩いて移動できればそれで良いかもしれません。しかし、ダッシュをすることで、さらに移動能力低下を防止できる理由があるのです。

人が移動の際に転ぶ原因は主に次の3つです。

①脳からの命令通りに足が動いてくれない（とくに太ももが上がらない）
②足を着地させるときに体を支える筋肉が衰えている
③バランス感覚が低下している

運動会の「お父さんリレー」などで転ぶお父さんが多い理由はまさにこの3つで、足がもつれるような転び方が多いです。ランニングや歩行等の軽い負荷ならば転ばないのですが、30～40代の父親世代は、ダッシュのような強い負荷だと転んでしまうのです。
年齢が上がるとダッシュよりもっと軽い負荷でも転びやすくなりますが、その原因もやはり同じです。

若いと…ダッシュしても転びにくい
中年になると…ダッシュだと転びやすい・ランニングだと転びにくい
さらに年をとると…ランニングだと転びやすい・歩行だと転びにくい
高齢になると…歩行でも転びやすい

というように、弱い負荷でもどんどん転びやすくなっていくだけなのです。

つまり、移動の中で一番強い負荷を必要とするダッシュを日常生活の運動に取り入れて「筋肉貯筋」をすれば、それよりも軽い負荷の歩行などで転ぶ可能性はとても低くなるということです。

ダッシュで使う筋肉を「貯筋」した状態で高齢になるのと、そうでない状態で高齢になるのと比べると、両者の移動能力の差が明白になります。

よって、「筋肉貯筋」をすることは、健康になるためには必要で、そのためには股関節ウォーキングやダッシュをすると良いのです。

●ダッシュする場所がない場合はもも上げ運動を

年齢が上がっていくと、ももが上がりにくくなるため、ちょっとした段差につまずきやすくなります。また、足を着地させたときに体を支える筋肉が衰えます。さらに、バランス感覚が低下します。これらの結果として、転びやすくなります。

ということは、逆説的に考えると、年をとっても転ばないようにするために必要なのは、次の3つです。

- **ももを上げる**
- **足を着地させる際の筋肉を強化する**
- **バランス感覚を強化する**

これらを全部まかなえる運動が、筆者おすすめの**「もも上げ運動」**です。

体幹バランスを崩さないようにして、足を真下に、全体重が乗るように着地させましょう。この運動を習慣化させれば転びにくくなるだけでなく、ダッシュしたときのフォームもきれいになります。

ダッシュが苦手な場合、またダッシュする場所がない場合は、負荷の強さを自由に変えられる、もも上げ運動をおすすめします。

もも上げ運動は、膝を痛めている人が実践するのは難しいですが、そうでない人はぜひ取り入れてもらいたい運動のひとつです。

もも上げ運動は利点ばかりです。

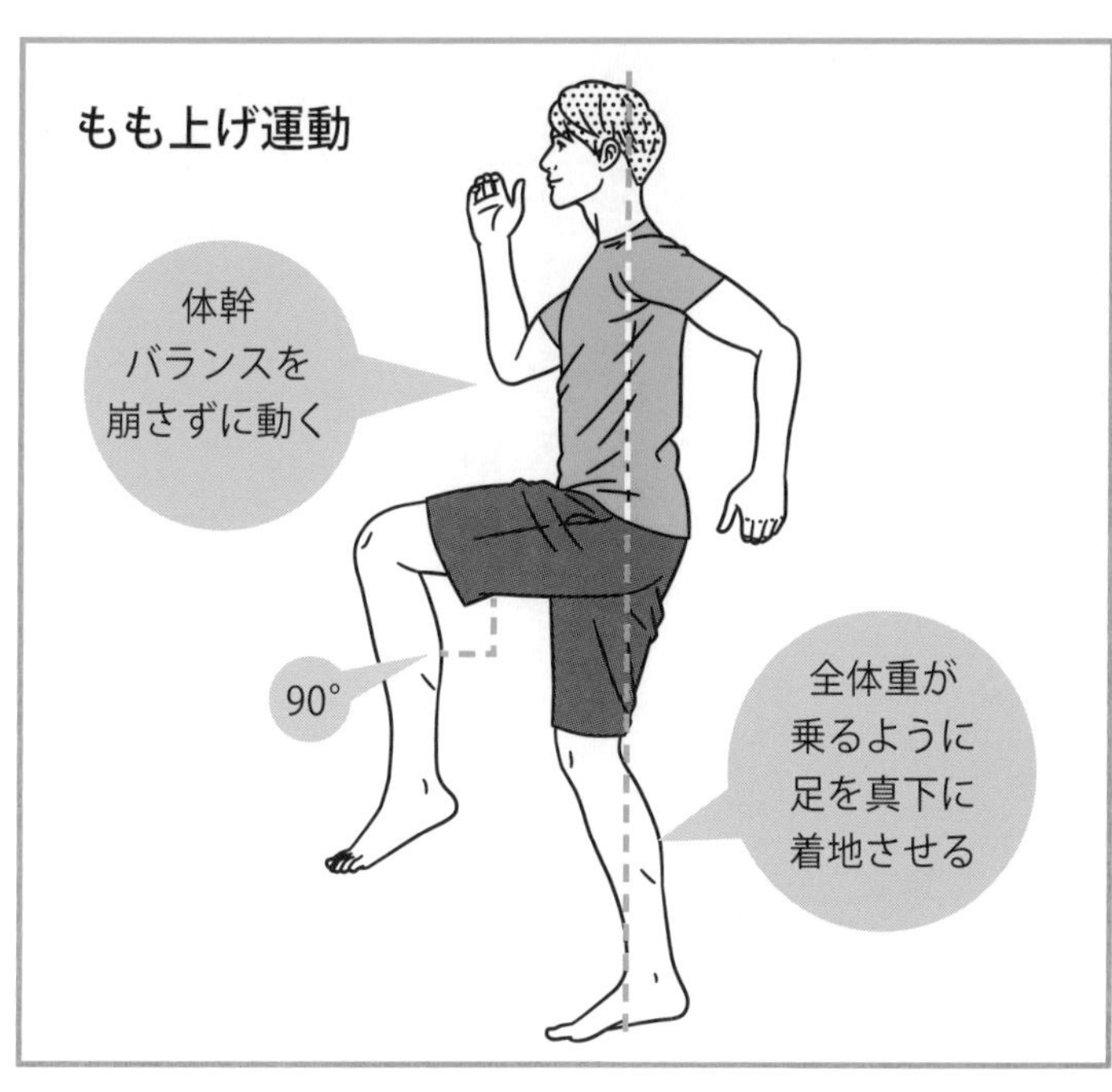

・体幹が鍛えられる
・太ももの筋肉が鍛えられる
・ふくらはぎの筋肉も鍛えられる
・やり方により有酸素運動にも無酸素運動にもなる
・特別な器具はいらない
・室内でできる

短距離走の選手がよくやっているような、少し激しいもも上げ運動は無酸素運動になります。途中からもも上げのスピードを落とせば有酸素運動になります。

スピードを変えたり、着地のし

かたやフォームを工夫すれば、色々な効果を発揮する運動になるのです。

高齢者になっても、この運動をしていれば、着地の際に必要な足腰の筋肉も強くなるため、転びにくい体になれます。

もも上げ運動のポイントは、次の通りです。

- 骨盤・体幹を地面と垂直にする
- 骨盤~体幹・頭をぐらぐらさせない
- 着地するときに膝を伸ばして負荷を強くする

もし骨盤と地面が斜めになっていたら、全体重の負荷が十分に足に伝わらず、脂肪燃焼効率も悪くなります。

でも骨盤と地面を垂直にすれば、着地の際に足に強い負荷をかけられるため、転びにくい体になり、脂肪燃焼効率も良くなります。

足を着地させる際に**骨盤と体幹の真下に全体重が乗るように意識**すれば、さらに足全体にとても強い負荷がかけられます。

もうひとつの注意点は、**膝を伸ばして着地させる**ことです。膝を曲げていると強い負荷を逃がしてしまうためです。膝を伸ばして着地すると、太もも裏側の筋肉（ハムストリングス）が刺激されるのが分かると思います。

ルームランナーを使って走るという方法もありますが、それだと足を体の真下に着地させるのが難しく、後ろに蹴るような形になってしまいがちです。着地の筋肉の強化に関しては、ルームランナーより、もも上げ運動のほうが勝ります。

19 日常生活の中ですぐに改善できること

筆者は、街中でよく見かける光景で、多くの人に改善してほしいと思うことがあります。それは、駅などで階段とエスカレーターがあるとき、エスカレーターを使うことです。階段を使う人は、エスカレーターを使う人よりも足を使うことで「筋肉貯筋」ができます。

階段かエスカレーターかという小さな選択が、高齢になるとアリとキリギリスのように大きな差になっていきます。

「歩幅の狭い歩行」「足を大きく開いて座る」、そして「エスカレーターばかり使う」はどれも楽な方法です。あえて負荷のかかる方法を選べば、内臓脂肪を落とせて筋肉貯筋ができ、健康にもなれるのです。

今から始めても遅くはありません。内臓脂肪を落として健康になるために、今から「筋肉貯筋」を意識した運動をしましょう。

ポイントまとめ

★加齢によって減っていく筋肉をよく使って「筋肉貯筋」をしよう

★とくに「筋肉貯筋」したいのは、太ももの筋肉と体幹内のインナーマッスル

★筋肉貯筋の方法は…

・股関節ウォーキング

・ダッシュ

・もも上げ運動

★早ければ早いほど良いが、50代から始めても決して遅くない

おわりに

多くの人が後悔しているのは…

人は、年をとると若返ることができません。

多くの患者さんが後悔しているのは、若いころの健康管理です。

若いころの乱れた食生活を後悔している人もいれば、運動習慣がなかったことを後悔している人も多いです。

この場合の後悔というのは、いうまでもなく自分の健康に対する後悔なのですが、それだけではありません。もう一つ、人に迷惑をかけてしまうことに対する後悔があります。

人に迷惑をかけてしまう後悔とは、肥満が原因で健康寿命が短くなった結果、早期に要介護になり、子供たちや若い世代に迷惑をかけてしまうという後悔です。

また、介護費用などの余計な医療費が生じてしまうことに対する後悔などでもあります。

「自分だけが困るならまだしも、人に迷惑をかけてしまうなんて……」

肥満が健康寿命を縮めて、要介護になりやすくなってしまう大きな原因のひとつであることは周知の事実です。

肥満は脳梗塞（のうこうそく）、認知症などの健康寿命を縮めてしまうさまざまな病気の原因になるためです。

近いうちに、「人生100年時代」が到来すると言われています。

一方で、肥満人口はどんどん増えています。

多くの人は「今現在」健康被害が出ていないため、肥満を放置しています。しかし、そのまま年をとっていくと、要介護の高齢者もどんどん増えていき、みなさんの子供や若い人の苦労もますます増えることになります。

でも、もしみなさんが健康意識を強く持つようになって肥満を改善し、平均健康寿命を延ばすことに成功すれば、みなさんの子供たちや若い世代の苦労が減るだけでなく、医療費も減るのです。

最後まで健康で元気な状態が長く続く、というのはみなさんの理想だと思います。そして、みなさんの子供たちから見た親の理想の姿でもあると思います。

今からできること

医師が見ても、その人の健康寿命がどれくらいかは、正確には分かりません。でも日々の診療をしていると、**「高齢になっても健康でいられそうだ」**と思える人もいれば、**「高齢になるまでに大きな病気に見舞われてしまうのではないか」**と心配になる人もいます。

残念ですが後者のほうが多いのが現状なのです。


誰しもいずれは高齢者になります。今からでも適切な食事・運動習慣をつければ、高齢者になってからの後悔はなくて済むか、あっても最小限で済むかもしれません。


本書を読んでくださった方は、残された人生の時間がまだたっぷりあり、「今現在」大きな健康被害が出ていないかもしれません。

しかし、長い人生を考えるならば、「今」楽をしすぎることが、将来どのような結果をもたらすかを想像することも必要です。本書を読んだ皆さんは、将来の結果がもう見えているでしょう。

今のうちに生活習慣を改善できれば、将来「あのときこうしていれば現在がもっと楽しかったのに……」と後悔しないで済むかもしれません。

今からでもけっして遅くありません。

将来後悔しないように、本書を参考に、健康管理をしてください。

【著者紹介】
曽野聖浩（その きよひろ）
自由が丘の医院で、肥満・ダイエット、糖尿病、漢方外来を中心に長年診療を続けるアラフィフ医師。
体脂肪率は 11％で、高校時代の制服のズボンをはける体型を維持している。
【曽野医院】https://www.sono-cl.com/

肥満・ダイエット外来の医師が教える
内臓脂肪を落とすスゴイ方法

2021 年 6 月 22 日　第 1 刷

著　者　曽野聖浩
発行人　山田有司
イラスト　内山弘隆
発行所　株式会社　彩図社（さいずしゃ）
〒 170-0005　東京都豊島区南大塚 3-24-4 ＭＴビル
TEL:03-5985-8213
FAX:03-5985-8224

印刷所　シナノ印刷株式会社

URL：https://www.saiz.co.jp
https://twitter.com/saiz_sha

ISBN978-4-8013-0524-3 C0036

BMI 体型イラスト：VikiVector/iStock.com